Dr. med. Otto Buchinger
Dr. med. Andreas Buchinger

Das heilende Fasten

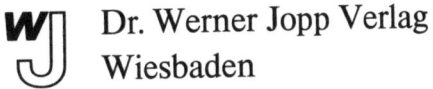

Dr. Werner Jopp Verlag
Wiesbaden

CIP-Titelaufnahme der Deutschen Bibliothek

Buchinger, Otto <junior>:
Das heilende Fasten /Otto Buchinger ; Andreas Buchinger. -
Wiesbaden: Jopp, 1988
  ISBN 3-926955-08-2
NE: Buchinger, Andreas:

© 1988, Dr. Werner Jopp Verlag, 6200 Wiesbaden

Satz: FS-Fotosatz GmbH Manfred Zeisler, Wiesbaden
Druck und Bindearbeiten: Druck- und Verlagshaus Chmielorz GmbH, Wiesbaden-Nordenstadt
Printed in Germany
ISBN 3-926955-08-2

Inhaltsverzeichnis

Inhalt

Geleitwort

von Dr. med. Otto Buchinger sen.*

Die Fastentherapie ist sicher fast ebenso alt wie das uralte religiöse Fasten. Nur die Verbindung beider in Erfahrung und Wirkung, die ausdrücklich Heilfasten genannt wurde, ist jetzt 60 Jahre alt. Der Stamm „heil" ist bedeutsam für vier sinnvolle Begriffe: heilen (curare), heil (integer), Heil (salus), heilig (sanctus).

Kein Denkakt, keine Erfindung stand am Anfang. Eigenes Leiden, von der Schulmedizin als fast therapieresistent prognostiziert, eine Arthrose nach schwerer Infektarthritis, schwand — auf den Rat eines Laien mit Fasten behandelt — binnen drei Wochen, und eine chronische Cholecystitis, die 10 Jahre aller Behandlung trotzte, heilte in 28 Fastentagen restlos und für immer. Kein Denkakt also, sondern eine therapeutische Erfahrung stand an der Wiege des Heilfastens. Not fand Notwende. Und diese medizinisch noch illegitime Hilfe wurde nach weiteren Erfahrungen als via regia, als ein König der Heilmethoden erkannt. Ein König braucht Vasallen, das Fasten braucht Hilfsmethoden. Sonst wird es Hungern, oder zum mindesten kein Therapeutikum.

Entziehe ich freiwillig und planmäßig meinem Körper wochenlang jegliche Nahrung, so tritt augenblicklich die vegetative Seele, der innere Arzt, der Archäus des alten Paracelsus für den gesamten Körperhaushalt ein. Dieser älteste biologische Arzt war bereits zur Stelle, als Gott den Menschen schuf, und bekam von der Weisheit des Schöpfers so viel mit, daß ich mich auf ihn verlassen darf. Er ist auch im Metabiologischen zu Hause und weiß, „wo" und „warum", auch wenn uns Fachgelehrten der Verstand streikt.

---

* (aus: „Geistige Vertiefung und religiöse Verwirklichung durch Fasten", 1962. Dieses Geleitwort, zu einem anderen Anlaß geschrieben, hat als Vermächtnis des Begründers der modernen Heilfastentherapie nach wie vor seine Gültigkeit und sei daher diesem Buch vorangestellt.)

Notverordnungen kommen nun wie in einer belagerten Festung. Ich, der Fastende, muß buchstäblich von Abbaustoffen und beschwerlichem Überfluß meinen „Stoffwechsel" bestreiten. Und meine Eß-Ferien benutzt dieser Naturarzt und geniale Internist dazu, im gesamten Zellbestand meines Lebens nunmehr die notwendigen Korrekturen vorzunehmen. Daß es bei solchem Not-Stoffwechsel und diktatorischem Zell-Chemismus, der den Blutkreislauf mit Abtransport belastet — je nach dem Grade meiner „Verschlackung" — zu gewissen „Rückvergiftungen" kommt, ist klar. Sie ähneln mitunter leichten Katarrhen der Verdauungswege und ihrer Aggregate.

Und hier sind wir schon beim ersten Vasallen unserer via regia: Behandlung der Heilkrisen durch die Arznei. Wer nun das Manual der Hochpotenz-Orgel Samuel Hahnemanns beherrscht, ist nach meiner Erfahrung am besten dran. Gut ist aber auch die jeweilige Tiefpotenz der Homöopathie.

Die zweite Hilfsmethode, die sich in diesen 40 Jahren bewährte, ist die Roedermethode. Es ist gewiß mehr als ein Zufall, daß — meiner Erinnerung nach — gerade bei sogenannten Paradefällen von Heilfastenerfolgen während dieser 40 Jahre merkwürdig oft die Methode meines originellen Lehrers Heinrich Roeder eine besonders aktive Rolle zu spielen schien.

Als dritte Hilfsmethode galt uns seit Anfang die Lebensreform. Avidya, sagt der fromme Brahmane, also Nichtwissen, Erkenntnismangel ist die Ursache jeglichen Unheils. Kein geheilter oder gebesserter Kurpatient durfte in diesen 40 Jahren die Fastenklinik verlassen, ohne daß wir ihm Gelegenheit zur Erkenntnis darüber gaben, wie Krankheiten und Leiden entstehen und wie man ihnen entgehen kann. Lebensreform heißt die entsprechend geänderte Lebensweise. Gewiß entrinnt der heutige Mensch nicht allem Unheil unserer Zeit. Aber drei wichtige Fragen sind durchaus lösbar im Sinne einer beträchtlichen Verbesserung des existentiellen Risikos: die Alkoholfrage, die Tabakfrage und die Küchenfrage. Die zwei ersten sind für jeden Erfahrenen und nicht Süchtigen nur lösbar durch Abstinenz. Die dritte durch Erkenntnis, Wissen und Weisheit aus Lektüre und gründlichem Fasten. Das Nichtwissen, die Nichterkenntnis um die ersten zwei speist die zwei größten Steuerquellen des Staates und erhöht beträchtlich die Fürsorgekosten. Und das Nichtwissen des Ganzen garantiert den Wohlstand der Sanatorien. Difficile est, satiram non scribere.

Die vierte Hilfe mag ich nicht gerne Hilfsmethode nennen. Sie gründet auf Beobachtung bereits der ersten 10 Jahre unserer Fastentherapie. Wie soll ich es richtig nennen, dies merkwürdige Aufgelockertwerden des seelischen Gefüges eines Fastenden? Je nach Anlage kamen da gute und neue Gedanken. Als Fragen kamen sie, als Aufwachen wie aus langem Schlafen. Uralte

Berechtigungen meldeten sich. Aus Ahnungen um den Sinn des Lebens, um eine innere Heimat, in der Friede ist. Dem alten Seefahrer, dem in Verlegenheit hilfsbereiten Fastenarzt, mir kamen Vergleiche mit dem „Metazentrum" des Schiffes, in dem sich alle Achsen schneiden, wo es am ruhigsten ist bei unruhiger See.
Nun wachte auch der alte Fastenarzt auf, der ja schon selbst bis zu vier Wochen streng gefastet hatte. Und er sah: Es ging wahrhaftig um die Heimat der Seele, es ging um Gott und Ewigkeit und Erlösung. Und er las und suchte in den heiligen Schriften aller Völker. Und er fand, daß die Welt des Gebetes — überhaupt des Religiösen — und die Welt des Fastens eng verbunden sind, ja daß jedes der beiden das andere fordert. Daraus ergibt sich aber für den Fastenleiter, der Therapeuten, die große, geradezu seelsorgerische Hilfe der therapeutischen Komponente jedes echten Heilfastens. Mit soviel Takt und Vorsicht und Angepaßtheit an den realen Arztberuf, wie er irgend aufbringen kann. Dem Eigenartigen dieser etwas ungewöhnlichen, aber schönen Aufgabe sind im Lehrbuch „Das Heilfasten" 40 Seiten gewidmet. Und trotzdem bleibt angesichts des Unsagbaren, Unsäglichen noch eine große Verlegenheit, die nicht wagt, alles Gesagte etwa als Forderung hinzustellen. Gefordert wird vom Fastenarzt lediglich, daß er zur jeweiligen Seinsstufe des vor ihm erscheinenden Menschen spricht und seine eigen Seele dem Fastenden zu spüren erlaubt und — ihm zu helfen sucht, die im Fasten erkennbare weitere Sprosse der Jakobsleiter zu erklimmen. Das vor allem hat mich in 40 Jahren die Summe aller Erfahrungen mit fastenden Menschen als das Letztentscheidende gelehrt.

Wer sich für eine Heilfastenbehandlung entschied, wird es nicht bereuen! Denn derjenige, der einmal eine solche erholsame, regenerative und vorbeugende Behandlung, eine derartige, im Sinne des Wortes schöpferische Pause erlebte, der weiß sie zu schätzen und möchte sie nicht mehr missen! Und dafür spricht, daß in der Pyrmonter Klinik überwiegend Patienten zu finden sind, die die Heilfastenbehandlung öfter zur Erhaltung ihrer Gesundheit absolvierten.

So wünsche auch ich diesem Buch einen Erfog auf seinem Wege.

Dr. Ulrich Palme, Arzt für innere Medizin

Vorwort

Aus dem Altdeutschen kommend, bedeutet Fasten ursprünglich *fest, befestigen,* im Sinne von *festhalten*. Das hieß also, das, was wir als den religiösen Fastenbrauch oder die Fastenverordnung des Arztes nennen, *fest einzuhalten*. Damit ist klar, daß es sich bei dem Fasten um ein wahrhaft menschenwürdiges Unternehmen handelt, um ein körperlich-geistiges und auch krankheitsvorbeugendes Geschehen. Der Vorgang beruht auf einer ehrwürdigen, heilsamen Erfahrung. Um des psychophysischen Gewinns willen enthält sich der Fastende in einem aus einer höheren Freiwilligkeit geborenen Entschluß temporär jeglicher fester Nahrung.

Dem medizinischen Sprachgebrauch nach können wir das Heilfasten als die Krone der Psychosomatik bezeichnen!

Ein *medizinisches Fasten* freilich geschieht aus vordergründigen Erwägungen: Krankheitserscheinungen vieler Art, wie Übergewicht, Herz- und Kreislaufleiden, Stoffwechselstörungen und vieles mehr, stehen im Vordergrund des Interesses - kurzum: Ein Programm mit konkreten, begrenzten Zielvorstellungen ist vorgesehen.

Dem *religiösen Fasten* geht es um ein höheres Ziel, nämlich primär um den Menschen als geistiges Wesen in der Zwiesprache mit der göttlichen Welt. Der Mensch ist die höchste aller biologischen Formen. Nur in ihm erscheint die irdische Vermählung von Leib und Geist, von bios und logos. Geistseele und Leib sind ineinander - eins und doch zwei - Ausdrucksformen des Schöpfungswillens. Die *Beweggründe* des Fastens wechselten im Verlauf der Geschichte öfter. Das ist nach Wilhelm Wundt das Gesetz von der Verschiebung der Motive. Heutzutage scheint das Dünnerwerden, wie überhaupt die rein medizinische Indikation, im Vordergrund des Interesses zu stehen. Das ist an sich durchaus in guter Ordnung und ehrenwert, wird jedoch nicht zur Gänze dem eigentlichen Heilfasten gerecht. Der Sinn für das geistige Wachstum scheint sich heutzutage vermindert zu haben, hingegen wurde der Argwohn gegenüber dem Wachstum des Bauchumfangs und der Hüften geschärft.

Die Heilung von Körper *und* Geist gleichermaßen sind und bleiben hingegen durch alle Menschenzeitalter das Ideal. Der übergeordnete Begriff also heißt *Heilfasten*.

Die Heilfastenbehandlung

Wesen des Heilfastens —
Urlaub für die Organe

Entschlackung des Körpers ist Haupterfolg des Heilfastens

In der Öffentlichkeit herrscht leider heute noch die Meinung vor, daß eine Heilfastenbehandlung stumpfsinniges, mit starkem Hungergefühl erkauftes „Abspecken" um jeden Preis sei. Doch neben der häufig wichtigen Gewichtsreduzierung ist gerade die Entschlackung des gesamten Körpers und aller Organe der Haupterfolg einer solchen Behandlung.

Wir alle gönnen uns — häufig sogar mehrfach jährlich — Urlaub, um uns regenerieren zu können. Unsere Organe vergessen wir dabei leider völlig. Auch sie benötigen ihren Urlaub: eine Heilfastenbehandlung!

Ältestes und natürlichstes aller Heilverfahren

Hierbei nutzen wir das älteste und natürlichste aller Heilverfahren: Durch freiwilligen Nahrungsverzicht unter ärztlicher Begleitung befreien wir den gesamten Körper, entlasten unseren Verdauungstrakt, reinigen die Blutgefäße und die Glieder von gefährlichen Ablagerungen, kurz, wir reinigen unseren gesamten Körper und verleihen ihm neue Kraft.

Gleichgewicht zwischen Essen und Fasten

Durch die Zivilisation ist eines der wichtigsten natürlichen Regulative der Natur in Vergessenheit geraten: das Gleichgewicht zwischen Essen und Fasten. Bei Krankheiten reagiert der Körper sofort mit Appetitlosigkeit,

Schweiß, häufig auch mit Durchfall oder Erbrechen auf seine inneren Feinde. Für die Verdauung benötigen wir einen erheblichen Teil der dem Körper zugeführten Energie. Wenn diese Energie durch den freiwilligen Nahrungsverzicht des Körpers frei wird, kann sie zur Bekämpfung der Krankheit genutzt werden: Der Körper heilt sich selbst.

Archaeus des Paracelsus

Auch bei der zwangsweisen Unterdrückung jeglichen Fiebers (früher nannte man es „Heilfieber") durch Einnahme von starken Medikamenten ignorieren wir häufig die Selbstheilungskräfte unseres Körpers. Schon vor nahezu 500 Jahren verwies der berühmte, über Land ziehende Arzt Paracelsus von Hohenheim auf die wichtigste Wechselwirkung von ärztlicher Kunst und den Selbstheilungskräften des Körpers — auf den inneren Arzt, den er „Archaeus" nannte. Der große Philosoph Friedrich Nietzsche drückte sich ähnlich aus: „Es ist mehr Vernunft in deinem Leibe denn in deinem Willen." Auch hier ist ein wichtiger, langfristiger Erfolg der Heilfastentherapie festzustellen: Der Fastende lernt wieder, auf die Zeichen seines Körpers — den inneren Arzt — zu hören.

Viele akute Krankheiten werden durch Fasten geheilt

In der Schulmedizin ist es heute schon selbstverständlich, die Genesung vieler akuter Krankheiten, wie Grippe, Lungenentzündung, Scharlach und Diphtherie, durch gezieltes Fasten bei guter Darmentleerung zu unterstützen.

Es stimmt keineswegs, daß die körperliche Leistungsfähigkeit beim Fasten rapide nachließe. So ist es undenkbar, daß etwa Sportler vor dem Wettkampf oder dem Training viel essen, um Höchstleistungen zu erbringen („Voller Bauch läuft nicht gern"), und jedermann weiß, daß man vor dem Schwimmen keine Mahlzeit zu sich

Die nicht benötigten Körperreserven sinnvoll „verbrennen"

nehmen sollte. Es ist das Ziel der Behandlung, die vielfältigen, nicht benötigten Reserven des Körpers sinnvoll zu „verbrennen", statt sie in gefährlichen Fettpolstern, besonders an Herz und Leber, dem wichtigsten Stoffwechselorgan, weiterbestehen zu lassen. Die körpereigenen Nahrungsdepots reichen bei weitem aus, um unsere Leistungsfähigkeit über Wochen auf einem erstaunlich hohen Niveau zu halten. Man sollte jedoch die Heilfastenbehandlung keinesfalls auf den rein physischen Aspekt der Gewichtsreduktion und Entschlackung allein zurückführen. Von elementarer Bedeutung für die Gesundheit ist der geistig-seelische Zustand des Menschen. Sämtliche Leibes-, Nerven-, Stoffwechsel- und Hormonfunktionen werden von der geistigen Persönlichkeit zentral gesteuert. Inzwischen ist durch die Forschungen der modernen psychosomatischen Medizin hinreichend bewiesen, daß der Nährboden für Krankheiten, das Primum movens, in einer Disharmonie des Geist-Seele-Gefüges liegt. Zur völligen, langfristigen Genesung ist somit eine ganzheitliche Umstimmung des Körpergefüges, nicht nur im körperlichen, sondern auch geistig-seelischen Bereich erforderlich.

Der geistig-seelische Zustand des Menschen ist von entscheidender Bedeutung

Da gerade die psychosomatisch bedingten Krankheiten in den letzten Jahren rapide zugenommen haben, ist eine auch seelische „Entschlackung", eine Hinwendung zu positiver Denkweise, zur Heilung und Vorbeugung sehr wichtig. Selbst Infektionen treten nicht auf, wenn der Nährboden hierfür nicht vorhanden ist. Gerade dieses Ziel wird bei der Heilfastenbehandlung erreicht, negative Einstellungen ändern sich, die Aufnahmebereitschaft des Geistes nimmt zu. Probleme werden relativiert oder verschwinden völlig, kurz, der gesamte Geisteszustand wird in eine positive, lebensbejahende Einstellung zu sich selbst und zur Umwelt gebracht.

Hinwendung zu positiver Denkweise

Selbstheilungskräfte der Natur werden wieder angeregt

Nicht nur der Körper, auch der Geist wird beim Fasten entrümpelt, und die Selbstheilungskräfte der Natur werden wieder angeregt. Gerade hierin ist ein sehr wichtiger Erfolg des Heilfastens zu sehen, da er sich nach Fastenende noch lange Zeit positiv im Sinne einer Krankheitsvorbeugung auswirkt.

Das Fasten in der Religion

*Alle großen Reli-
gionsstifter waren
auch Hygieniker*

Wie alt das Fasten als Heilverfahren für Körper und Geist ist, sehen wir auch daran, daß alle großen Religionen feste Fastenzeiten im normalen Jahresablauf verankert haben. Die großen Religionsstifter waren früher gleichzeitig auch Ärzte und Hygieniker, die die Verknüpfung der geistigen Persönlichkeit mit dem Körper als wichtigstes Fundament für das menschliche Wohlbefinden und für die Offenheit der Seele und des Geistes erkannten.

*Kombination von
religiösem und
heilendem Fasten*

Wie stark die erwünschte Kombination von religiösem und heilendem Fasten war, sehen wir aus einem alten Spruch: „Das Fasten ist die Nahrung der Seele, es zügelt die Unmäßigkeit der Sprache und schließt die Lippen, es zähmt die Wollust und besänftigt das cholerische Temperament, es weckt das Urteil, macht den Körper geschmeidig, verjagt nächtliche Träumereien, heilt Kopfschmerzen und stärkt die Augen."

Buddha

Auch Buddha bestätigt den hohen Stellenwert des Fastens im Altertum: „Wenn all mein Fleisch hinwegschwindet, immer heller die Seele wird, immer fester des Geistes Wachsein und Weisheit und Versenkung steht."

Naturreligionen

In den Religionen Mittel- und Südamerikas sowie in den meisten Naturreligionen nimmt das Fasten schon sehr früh eine entscheidende rituelle Stelle ein. So stellt es seit Jahrtausenden in den verschiedensten Kulturkreisen der Erde den primären Heilungs- und Heiligungsweg dar.

Bis zum Beginn der medizinisch-materialistischen Denkweise im 19. Jahrhundert blieb der hohe Stellenwert des Heilfastens auch in der europäischen Welt erhalten, bis er

R. Virchow

etwa zur Zeit des Wirkens von Rudolf Virchow (1821—1902) völlig aus dem Heilschatz verschwand. Erst Anfang unseres Jahrhunderts wurde das Heilfasten als Quelle universeller Regeneration von Geist und Körper und als Heilmittel neu entdeckt, um inzwischen weltweit

*„Königsweg der
Heilkunst"*

wieder als „Königsweg der Heilkunst" anerkannt zu werden.

Ist Fasten auch für mich sinnvoll?

3 Kategorien von Fastenpatienten

Die Frage, ob eine Fastenbehandlung für Sie sinnvoll ist, läßt sich fast stets mit „ja" beantworten. Grundlegend kann man sagen, daß es 3 Kategorien von fastenden Patienten gibt:

1) Patienten, die unter akuten Erkrankungen leiden, die Fasten erforderlich machen;
2) solche, bei deren Erkrankungen Fasten die Therapie sinnvoll und positiv ergänzt; und
3) Menschen, die akut nicht oder noch nicht erkrankt sind und die Fastenbehandlung vorbeugend durchführen, um ihren Körper von den angesammelten denaturierten Stoffwechselprodukten zu befreien, um somit Krankheiten den erforderlichen Nährboden für ihr Gedeihen zu entziehen.

Das vorbeugende Fasten ist ebenso wichtig wie das Fasten bei einer akuten Erkrankung. Aus eigener Erfahrung wissen wir alle, daß, wenn wir uns der Stimme unseres „inneren Arztes" nicht versagen, ein freiwilliger Nahrungsverzicht bei vielen Krankheiten — und sei es nur bei der Grippe — der eigenen Heilung sehr zuträglich ist. Die offenkundigsten Erfolge des Fastens stellen sich natürlich bei Übergewichtigkeit ein.

Inneres Gleich-
gewicht durch ganz-
heitliche Umstim-
mung erreichen

Das Ziel der Fastenbehandlung ist es aber keinesfalls, allein durch Gewichtsabnahme dem modernen Schönheitsideal vom schlanken, jung-dynamischen und sportlichen Menschen näherzukommen, sondern das innere Gleichgewicht durch eine ganzheitliche Umstimmung zu erreichen.

Nach der Behandlung werden Ihre akuten Beschwerden verschwunden oder zumindest gelindert sein, das natürliche Selbstheilungsbestreben Ihres Körpers ist wieder freigesetzt, und Sie fühlen sich auch innerlich ausgeglichen, positiv gestimmt und aufnahmebereiter. Selbstverständlich wirkt sich der Gewichtsverlust noch stimulierend auf das Gesamtwohlbefinden aus.

Das vorbeugende Fasten ist natürlich nur dann voll wirksam, wenn es nicht nur einmal durchgeführt wird, sondern wenn Sie die Fastenbehandlung in gewissen Abständen wiederholen.

Frühjahr ist die beste Zeit zum Fasten

Die beste Zeit zum Fasten ist das Frühjahr. Hier können Sie den Umschwung der Natur, der uns alle beeinflußt, am besten in Ihren eigenen Erfolg ummünzen. Außerdem haben Sie dann — wie auch im Sommer — die meisten Möglichkeiten der begleitenden Beschäftigungen in der frischen Luft, wie Spaziergänge und Gymnastik in der wieder zum Leben erweckten Natur. Auch das Sonnenbad — selbstverständlich muß es während der Behandlung besonders wohl dosiert sein — ist in der strahlenden Frühjahrssonne ein wahres Gottesgeschenk. Sie werden es genießen, an einem ruhigen Waldrand „in sich hinein lauschen" zu können, um Ihre innere Ausgeglichenheit zu finden.

Fastendauer wird der Arzt bestimmen

Wie lange Ihre Fastenbehandlung dauern sollte, läßt sich nur nach einer intensiven Beratung und Diagnose durch den Arzt sagen, weil sie von Ihrer Konstitution und von evtl. Beschwerden abhängt. Kommen wir zu Paracelsus zurück. Er sagt: „Allein die Dosis macht's, daß ein Stoff Gift sei oder heilwirkende Arznei!" Das bezieht sich sowohl auf die gewissenhafte ärztliche Stellung der Heilanzeige, der sogenannten Indikation, als auch auf die Empfehlung und Verordnung der Behandlungsdauer.

Beim ersten Mal etwa 2—3 Wochen

Normalerweise sollten Sie als Heilfastenneuling das erste Mal eine stationäre Behandlung von 2—3 Wochen durchführen. Hinzu tritt dann noch die Aufbauphase nach dem sogenannten Fastenbrechen, wobei diese nur teilweise in der Klinik durchgeführt werden muß. Man kann sich da meist mit 5 Tagen begnügen.

Wenn Sie nach Ihrer ersten Behandlung maßvoll leben, kann das nächste vorbeugende Fasten meist verkürzt werden. Auf jeden Fall ist es sinnvoll — unabhängig von diesen Behandlungen -, feste Fastentage in Ihren Lebensablauf einzuplanen, um das einmal erreichte körperliche Gleichgewicht und Wohlbefinden langfristig zu sichern.

Fasten und Hunger

Bekomme ich beim Fasten Hunger?

Bevor Sie Ihre erste Fastenbehandlung antreten, wird Sie sicherlich die Frage quälen, ob Sie nicht 14 oder gar 21 Tage ständig gegen ein Hungergefühl ankämpfen müssen. Jedermann kennt das schlimme Gefühl des „knurrenden Magens" bei Hunger, auf das sofort Gereiztheit, Unausgeglichenheit und mangelnde Arbeitsfreude folgen. „Und so soll ich nun während der gesamten Fastenzeit leben?" Nein, natürlich nicht! Denn Sie werden während Ihres Fastens schnell selbst feststellen, daß zwischen Hungern und Fasten Welten liegen.

Wie entsteht Hunger?

Der Hunger entsteht aus dem realen Nahrungsbedarf des Körpers, der versucht, seine sämtlichen Stoffwechselfunktionen aufrechtzuerhalten. Unser innerer Arzt — wieder nach Paracelsus — will hiermit auf einen Mangel hinweisen und ermuntert uns — mehr oder weniger stark —, zu essen, um einen Fehlbedarf zu decken. Dies ist die Funktion des echten, für unseren Körperhaushalt auch sehr wichtigen Hungergefühls.

Unechter Hunger

Sehr häufig werden wir allerdings Opfer des „unechten" Hungergefühls; wir verwechseln Appetit oder Gelüste nach einer bestimmten Speise mit dem Hunger. Die ursprüngliche Funktion des Appetits liegt in der Auswahl der Nahrungsmittel, die uns zum Zeitpunkt der Mahlzeit am passendsten erscheinen. Leider ist gerade durch den Wohlstand nach dem Zweiten Weltkrieg unsere „gesunde" Einstellung zum Hunger und zum Essen stark verkümmert. Parallel hierzu hat unser Appetit seine ursprüngliche Funktion der Nahrungsauswahl je nach den Notwendigkeiten und Bedürfnissen des Organismus fast völlig verloren. Inzwischen ist der Appetit vom Hungergefühl nahezu losgelöst und führt ein „Eigendasein" zum genüßlichen Selbstzweck.

Sehr zum Leidwesen der Ärzte und Ernährungswissenschaftler, ganz besonders aber zum Leidwesen und Nachteil unserer eigenen Gesundheit haben wir heute zunächst ein Hungergefühl, dann folgt der instinktsichere Appetit, mit dem man aber häufig nicht mehr rechnen

*Sinnvolle Sätti-
gungsgrenze ist häu-
fig nicht zu erkennen*
kann. Dadurch können wir unsere natürliche und für
den Organismus sinnvolle Sättigungsgrenze nicht mehr
objektiv erkennen. Zeitweise essen wir ohne jegliches
Hungergefühl („Ich habe jetzt Heißhunger, habe Lust
auf ein Eis"), oder wir nehmen noch weitere Gerichte zu
uns, obwohl die Sättigung längst erreicht ist.

Niemand sagt etwas gegen ein kultiviertes und schmack-
haftes Speisen. Natürlich soll „essen" über den biolo-
gisch erforderlichen Vorgang der Nahrungsaufnahme
hinausgehen. Es soll und muß auch schmecken. Doch
leider ist als eine der Zivilisationsfolgen festzustellen,
daß der moderne Mensch seinen Appetit von der Funktion der naturhaften Nahrungsauswahl zu einem völlig
anderen Sinn pervertiert hat: Er suggeriert uns „Hunger"
auf erlesene und raffiniert zubereitete „leckere" Speisen,
die wir zur Aufrechterhaltung unserer Körperfunktio-
nen überhaupt nicht benötigen würden. So kommen wir
zu viel zu nahrhaften und kalorienreichen Zwischenmahlzeiten ohne jegliche biologische Notwendigkeit.
Wir übersättigen uns qualitativ und quantitativ. Im
schlimmsten Fall wird das so herbeigeführte Völlegefühl
dann noch mit hochprozentigem Alkohol „bekämpft".
So wird z.B. nach ausgiebigem Genuß von Fischgerich-
ten mit angeblichen „Wahrheiten" — wie „Der Fisch
muß schwimmen" — zum Alkoholkonsum animiert.
Zweifellos legen wir durch solche Essensgewohnheiten
den Grundstein für viele, leider teils auch sehr schwere
Krankheiten.

Unser Appetit ist nicht nur von unserer Gemütsverfas-
sung, Stimmung oder Gesellschaft abhängig, auch äußere Einflüsse, wie Wetter- und Temperaturschwankungen
oder die Umgebung, in der man sich befindet, stimulieren ihn. Wir alle haben schon Situationen erlebt, in
denen unser Appetit überproportional zunahm, obwohl
wir keinerlei körperlichen Anstrengungen ausgesetzt
waren. So haben viele Menschen auf langen und mono-
tonen Eisenbahn- oder Autofahrten oder auf Lang-
streckenflügen eine geradezu erstaunliche Eßlust, obwohl sie die gesamte Zeit nur sitzen, ohne jegliche weitere

Aktivität zu entwickeln. Wir alle kennen den fettleibigen Handelsvertreter, der viel mit dem Auto umherreist. Bei ihm wird das Problem durch die einseitigen, meist versalzenen und zerkochten Speisen in Restaurants und Hotels noch verschlimmert. Außerdem tritt durch den starken Bewegungsmangel eine Darmträgheit mit allen ihren Folgen ein.

Dies alles sind normale, wenn auch sehr gefährliche Fehlverhaltensweisen bei der Ernährung in unserer Wohlstandsgesellschaft. Weit schlimmer noch ist die *Fettsucht*, die inzwischen zu einer unserer Volkskrankheiten geworden ist. Durch die Anonymität unserer Gesellschaft und Arbeitswelt finden wir nur noch selten die Geborgenheit, Offenheit, Liebe und Anerkennung, die der Mensch elementar zum Glück benötigt.

Diese Verhaltensweisen erstrecken sich inzwischen auch auf die Familie, so daß auch hier die so dringend benötigte Nestwärme kaum mehr zu finden ist. Hieraus resultiert häufig eine Flucht in Ersatzbefriedigungen anderer Art, zum Beispiel die Flucht in Drogen oder aber in die krankhafte Sucht nach übermäßigem Genuß von Nahrung, insbesondere Süßigkeiten.

Da es sich hierbei um ein krankhaftes Erscheinungsbild handelt, kann eine *Therapie kann nicht nur im Abspecken* bestehen. Um einen langfristigen Erfolg zu erreichen, muß die Ursache der Krankheit, die Abhängigkeit, beseitigt werden. Dies kann nur durch eine freiwillige, vom Patienten selbst getragene Verhaltensänderung erreicht werden. Deshalb zielt das Heilfasten auf die ganzheitliche Umstimmung des Fastenden.

Zwar wissen wir nun, daß zwischen Hunger und Appetit ein elementarer Unterschied besteht. Doch müssen wir wirklich *während des Heilfastens keine Angst vor dem Hungergefühl haben*? Keineswegs!

Es wirkt auf Besucher von Fastenden in der Klinik immer wieder verwunderlich, ja erstaunlich, wenn der Fastende mit zunehmender Dauer des freiwilligen Nahrungsentzugs auch an reichhaltigen Mahlzeiten seiner Freunde oder Angehörigen leidenschaftslos zuschauen

Fettsucht

Therapie kann nicht nur im Abspecken bestehen

Kein Hungergefühl beim Fasten!

kann, ohne sich zu beklagen oder gar sehnsuchtsvolle Seufzer von sich zu geben.

Mit länger werdender Behandlungsdauer verringert sich der Appetit

Es klingt für den Fastenanfänger zwar unglaublich, aber mit der länger werdenden Behandlungszeit von 2, 3 oder gar 4 Wochen verringert sich ständig der Appetit, der Wunsch, etwas zu essen. Der Organismus des Fastenden hat sich inzwischen mit der freiwilligen Nahrungsenthaltung des Körpers abgefunden; er akzeptiert sie vorbehaltlos und beginnt mit der Verbrennung von minderwertigen Reserven, die sich an allen Stellen des Körpers gebildet haben. Während des Fastens, das ja ausschließlich auf dem eigenen Entschluß des Patienten und seiner eigenen positiven Willenskraft beruht, benötigt der

Getränke

Körper zunächst nichts weiter als die während der Behandlung verordneten Getränke (Fruchtsäfte, schmackhafte Gemüsebrühen, Mineralwasser und geeignete Teearten).

Eine unangenehme Situation kann dann entstehen, wenn der Fastende meint, sich nicht an die auf alter ärztlicher Erfahrung beruhenden Empfehlungen halten zu müssen.

Keine eigenwillige Änderung der Fastenordnung!

Schon die eigenwillige Änderung der Fastenordnung durch „interpoliertes" Essen, Verzehren von diesem oder jenem Nahrungsmittel ohne vorherige Rücksprache mit dem fastenerfahrenen Arzt kann mitunter bedenkliche Folgen, Rückschläge für den — dann sehr — Betroffenen haben. Es ist nicht allein die Gewichtabnahme, die stockt. Die „interpolierte" Nahrungsaufnahme (von erfahrenen Fastern gern als „Sündenfall" bezeichnet) kann den Verdauungsapparat in Bewegung setzen und Hungergefühle auslösen. Ein unangenehmer Krisenzustand kann eintreten mit einem „Katzenjammer" und einem starken, auf den gesamten Körper bezogenen Unwohlsein.

Wir wollen allerdings auch nicht in Abrede stellen, daß in seltenen Fällen auch bei „braven" Patienten während der Fasten-Anfangstage Hungergefühle auftreten können. Doch ist es recht einfach, hier eine durchgreifende, langfristig anhaltende Besserung zu erreichen: Wir geben dem Patienten (nach dem Behandlungsbeginn) eine erneute Portion Glaubersalz, wobei die 40 g Salz in etwa 0,75 l heißem Wasser gelöst werden. So können wir schnell das lästige und den Erfolg beeinträchtigende Hungergefühl bekämpfen. Freilich tut man gut, sich auch gedanklich von verlockenden Essensvorstellungen zu befreien.

Kaffee

Häufig meint der Neufaster, auf seinen gewohnten Kaffee nicht verzichten zu können — sei es aus Gewohnheit oder aus vermeintlichen Kreislaufschwächen —, und schon stellen sich augenblicklich Hungergefühle ein. Die Magensaftproduktion wird durch die Koffein-Einwirkung angeregt, und Hungerempfindungen werden hervorgerufen. Es ist einleuchtend, daß solche Einflüsse dem Fasten zuwiderlaufen.

So kann die Empfehlung nur lauten: „Gefährden Sie nicht selbst Ihren Fastenerfolg durch Nichtbefolgung der ärztlichen, lange getesteten Anweisungen. Meiden

Kaffee, Nikotin und Alkohol meiden!

Sie in Ihrem eigenen Interesse auch Kaffee, Nikotin und besonders Alkohol völlig."

Wir wollen hier keinesfalls sektiererisch wirken. Doch die Hinweise haben sich über Jahrzehnte schon bei Tausenden von Patienten bewährt. Auch Ihre Heilfastenbehandlung wird Ihnen nicht nur körperlich, sondern auch geistig einen großen Erfolg bescheren. Aber leider müssen sich auch hier — wie in vielen anderen Bereichen des Lebens — alle Mitwirkenden an die Erfahrungen und Regeln halten.

Trotzdem erleben die behandelnden Ärzte mitunter, daß bei einzelnen Fastenden rein psychologisch erklärbare Hungergefühle auftreten. Diese sind keinesfalls durch echte, von Körpermangelfunktionen ausgelöste Erscheinungen bedingt, sondern resultieren ausschließlich aus der Lust am Essen, die auch während der Behandlung nicht gehindert werden kann. Diese Faster studieren bei jeder sich bietenden Gelegenheit die magisch anziehenden Speisekarten mancher Hotels oder Restaurants im erreichbaren Umfeld und lieben es zudem, sich mit vermuteten „Gleichgesinnten" über die verschiedensten Rezepte und Zubereitungsweisen zu unterhalten. Bisweilen besteht ihr Bestreben darin, anderen mitzuteilen, wie sehr sie doch leiden müssen. Ihr Motto ist einfach: „Nur wer die Sehnsucht kennt, weiß, was ich leide!"

Natürlich kann auch der versierteste Arzt in solchen Fällen kaum Hilfe leisten, wenn der Patient nicht bereit ist, sich den sogenannten Spielregeln anzupassen. Der Erfolg der Heilfastenbehandlung ist nun einmal einzig an den freiwilligen Einsatz des Fastenden und an seine innere, völlig rationale positive Einstellung der Therapie gegenüber gebunden. Es gibt für diese Patienten keine große Wahlmöglichkeiten: Entweder sie entsagen ihrer Lust am Essen und an der Diskussion über die Zubereitung von Speisen, oder aber sie entscheiden sich gegen sich und ihren Körper und leben weiter wie bisher. Hungergefühle im Fasten gibt es, wenn die Behandlungsverordnung vom Arzt regelrecht gestellt wurde, vom Körper her gesehen *(ex corpore)* kaum, wohl aber gelengentlich *ex consuetudine* (aus der lieben und leckeren Gewohnheit) oder *ex imaginatione* (aus angenehmer, phantasievoller Vorgaukelung).

Nur können dann auch Legionen von Ärzten aller Fachrichtungen allein keine Besserung im Zustand des Patienten bewirken. Eine sinnvolle Heilfastenbehandlung ist nur unter voller, freiwilliger Mitwirkung des Patienten möglich. Ohne eine gelöste, unverkrampfte Bereitschaft und Hingabe an das gnadenvolle Gesetz des heilenden Fastens geht es nun einmal nicht.

Wir alle wissen, daß eine Heilung von Krankheiten nur unter der seelischen Mitwirkung des Kranken möglich ist. Hier stellt auch die Heilfastenbehandlung keine Ausnahme dar; man muß zu ihr stehen und ihr zu dem vollen Erfolg verhelfen.

Der Erfolg des Heilfasten ist an den freiwilligen Einsatz des Fastenden gebunden

Fasten mit Kindern

Bei Kleinkindern nicht angezeigt

Fasten setzt eine positive geistige Einstellung und eine intellektuelle Auseinandersetzung voraus, wie wir bereits hörten. Bei übergewichtigen Kleinkindern aber sind diese nicht gegeben — da kann man nur beratend bei den Eltern und Großeltern ansetzen.

Modifiziertes Fasten

Doch fasten ältere Kinder, d. h. im Alter von 6—7 Jahren, gelegentlich und erfolgreich mit der Mutter zusammen in *modifizierter* Weise. Darunter verstehen wir ein Fasten mit diätetischen Zusätzen in kalorisch beschränktem Maße, mit Säften, schmackhaften Gemüsebrühen, Tees mit Honig, auch etwas Buttermilch.

Ernährungsfehler im Elternhaus

Es bedarf keiner besonderen Erwähnung, daß im Elternhause gelegentlich bedenkliche Ernährungsfehler gemacht werden und der Grund zu künftigen Schwierigkeiten der Heranwachsenden gelegt wird. Das Gespräch mit den jungen Menschen ist wichtig. Denn oft „fressen" (wenn das Wort erlaubt ist) Kinder Spannungen, Probleme in sich hinein, oder sie werden von den ruhebedürftigen Eltern zum Schweigen gebracht und trösten sich frustriert mit Leckereien.

Eine Fastenbehandlung allein kann hier nicht ordnend eingreifen — sie kann nur der Anstoß sein, dem aber eine Umstellung der Lebensgewohnheiten folgen muß, unter Einschluß der Eltern, der Familie.

Durchführung des stationären Heilfastens

Der Fastenpatient

Natürlich bewegt Sie die Frage am meisten, wie denn die Heilfastenbehandlung abläuft, nachdem Sie sich entschlossen, diesem natürlichsten und ältesten aller Heilmittel Ihr Vertrauen zu schenken.

Hausordnung Wenn Sie in der Klinik eingetroffen sind, erwartet Sie eine kleine Obstmahlzeit. Sie dient der Erfrischung nach der Anreise. Nach diesem kleinen Imbiß sollten Sie sich als erstes mit der Hausordnung auseinandersetzen. Diese kann z.B. folgenden Text haben:

Der Patient
übernimmt mit seiner Ankunft in der Klinik die Verpflichtung zur Innehaltung der Hausgesetze:

Das Gelingen der Behandlung hängt davon ab!

Es ist Recht und — im Interesse der Genesung des Patienten — auch Pflicht des Chefarztes, diejenigen unter sofortigem Abbruch der Behandlung zu entlassen, die die seit vielen Jahren erprobten Ordnungen des Hauses stören oder verletzen.

Küche und Lebensform der Klinik dürfen nicht mit anderswo Gewohntem verglichen werden. Alle Einzelheiten des Lebens hier gehören zu einem *ärztlich* genau durchdachten und gelenkten *Sonderverfahren* der Genesungs- und Aufbauarbeit am kranken Menschen. Sie am Hotel- oder Privatleben zu messen, zeugt vom Unverständnis dessen, was hier geschaffen und erreicht wird.

Das *Herausgenommenwerden* aus dem sonst *Üblichen* ist auch ein Heilfaktor der bewährten Methode. Wer das nicht von vornherein klar sieht und ohne Vertrauen in die Klinik kommt, ist hier fehl am Platze! Das Unvermeidliche bitten wir guten Sinnes und mit Humor zu tragen. Das zur Behandlung Notwendige geschieht unter allen Umständen.

Die vielen „schrecklichen Gebote, Verbote und Warnungen" entspringen nicht der schulmeisterlichen Hypochondrie des „Doktors", sondern der Überzeugung eines Fastenarztes, der schon lange Zeit hindurch Erfolg und Mißerfolg in ihren Bedingtheiten erlebt und seine Erfahrungen in diese nüchternen Sätze gegossen hat.

1) Gespräche über Krankheit, schlechte Zeiten, Finanzamt und andere sorgenerregende Dinge sowie über Menüfragen zersetzen die Heil- und Fastenatmosphäre. Sie sind deshalb im Patientenkreis zu vermeiden. Auch über Zu- oder Abnahme im Grammbereich soll nicht diskutiert werden (unterhalb 1 kg Zu- oder Abnahme gibt es auch in der Wissenschaft keine Diskussion!).

---

2) Ruhe ist wichtig für den Erfolg — daher Radio- und Fernsehgeräte nur auf Zimmerlautstärke stellen.

3) Unwissenheit macht Sünder. — Nicht vergessen: Literatur über das Heilfasten lesen!

.4) In einer Fastenklinik ist die Einhaltung des Rauchverbots für Patienten wie Besucher gleichermaßen verpflichtend. Zumindest während des gesamten Behandlungsaufenthalts wird kein Alkohol in irgendeiner Form — welche auch immer es sei — genossen. Denn Alkohol belastet — abgesehen von anderen gesundheitlichen Nachteilen — die Leber. Und gerade die Leber ist es, die die Hauptarbeit des Abbaus und der Ausschleusung denaturierter Eiweiße und anderer Dinge zu bewerkstelligen hat. Wer während der Behandlungsdauer Alkohol trinkt, der sabotiert seinen eigenen Behandlungserfolg! Zurückhaltung gegenüber Bohnen- und Instant-Pulverkaffee ist zu beachten (wenn er koffeinhaltig ist). Kaffee sollte nicht nach 14.00 Uhr getrunken werden, da sonst Nachtschlafstörungen drohen.

5) Zwischen 12.30 und 15 Uhr herrscht in der Fastenklinik Mittagsruhe. Die Fastenpatienten liegen um diese Zeit mit der Prießnitz-Leberpackung im Bett.

6) Die Dauer der stationären Behandlung bestimmt der Chefarzt nach Rücksprache mit dem Patienten unter Zugrundelegung des Untersuchungsbefunds, des Labors, des EKGs und gegebenenfalls anderer Befunde.

7) Die unmittelbare ärztliche Betreuung und Überwachung während der stationären Behandlung geschieht durch den Abteilungsarzt unter steter Fühlungnahme mit dem Chefarzt (bei uns ein Internist).

8) Die sogenannten Vorträge (Themen einer Gesundheitsschulung) gehören zum Ablauf wie das Fasten selbst.

9) Die ersten 3 Fastentage (besonders bei der 1. Behandlung) und die ersten 3 Aufbautage sind häufig „Krisentage". An diesen Tagen keine größeren Ausflüge machen oder Autofahrten usw. Im übrigen gehe man während der Behandlung spazieren, mindestens vormittags und nachmittags eine halbe Stunde. Wanderungen (nach Rücksprache mit dem behandelnden Arzt) sind ebenso erwünscht wie die Ausübung dieser oder jener relativ leichten Sportart.

10) Das tägliche Bad oder die Dusche ist selbstverständlich und sollte nicht über 38 Grad Celsius betragen. Schwimmbadbesuch nur nach vorheriger Rücksprache mit dem Arzt.

Nach der aufmerksamen Lektüre der Hausregeln einer Fastenklinik haben Sie jetzt den ersten Einblick in den Ablauf Ihrer nächsten Wochen gewonnen.

1. Obstmahlzeit

Nehmen Sie also, wie bereits gesagt, in Ruhe Ihre erste Obstmahlzeit ein. Durch den Genuß von Obst wird eine deutliche Ausschwemmung von überschüssigen Flüssigkeitsreserven des Organismus erreicht.

Als nächstes werden Sie zum Wiegen abgeholt. Hierzu erhalten Sie — sozusagen als persönlichen Steckbrief — Ihren

Behandlungsplan

Behandlungsplan. Dieser wird Sie während Ihrer gesamten Zeit begleiten und ständig Ihren Erfolg und den des Heilfastens dokumentieren. Sollten jemals Krisen auftreten, die sich ständig verringernden Gewichtszahlen auf dem Behandlungsplan stimulieren dann auch zum Weitermachen.

1. Konsultation beim Arzt

Nach dem Wiegen steht die 1. Konsultation bei Ihrem Fastenarzt auf dem Plan. Für den erfolgreichen Verlauf Ihrer Fastenbehandlung ist es erforderlich, daß Ihr Arzt einen detaillierten Überblick über den gesamten Zustand des Organismus gewinnt. Nur so können alle eventuell auftretenden Komplikationen im voraus bereinigt werden. Obwohl auch Ihr Hausarzt die Tauglichkeit für das Heilfasten schon bestätigt hat, muß natürlich auch Ihr Fastenarzt Sie in- und auswendig kennen. Zunächst wird er sich Ihre gesamte Krankheitsgeschichte von der Kindheit bis zum Tag des Behandlungsbeginns ausführlich erläutern lassen und in Ihrer Krankenakte notieren. Dann wird eine Aufnahmeuntersuchung durchgeführt. Bei der eigentlichen Untersuchung sind für ihn besonders die Leistungsfähigkeit und der Zustand Ihres Herzens wichtig. Außerdem wird er die Organe im Abdomen (Bauch) abtasten und die Größe und Druckempfindlichkeit Ihrer Leber feststellen. Die Untersuchung von Nervenreflexen und Ihrer Extremitäten rundet die Gesamtdiagnose ab. Erst jetzt hat Ihr Arzt den erforderlichen Überblick über Ihre Gesamtkonstitution.

Dient auch dazu, alle Zweifel auszuräumen

Dieser 1. Besuch beim Klinikarzt dient aber nicht nur dem rein köperlichen Check-up. Er soll auch helfen, alle

Zum Labor:

Bitte um 8.00 Uhr am: ....

<u>absolut nüchtern</u> (d. h. nichts trinken, nichts essen)

☐☐☐ BSG.
☐☐☐ Urin
☐☐☐ BB
☐☐☐ Retikulozyten
☐☐☐ R7 / R7-TP
☐☐☐ Cholesterin
☐☐☐ HDL- + LDL – Chol.
☐☐☐ Triglyceride
☐☐☐ GOT
☐☐☐ GPT
☐☐☐ Gamma-GT
☐☐☐ Alkal. Phosphatase
☐☐☐ Bilirubin (gesamt)
☐☐☐ Cholinesterase i. S.
☐☐☐ Calcium
☐☐☐ Kalium
☐☐☐ Natrium
☐☐☐ Magnesium
☐☐☐ Eisen i. S.
☐☐☐ Serumferritin
☐☐☐ Kreatinin
☐☐☐ Harnstoff i. S.
☐☐☐ Elektrophorese (+ Gesamt-EW)
☐☐☐ Quick-Test
☐☐☐ Thrombozyten
☐☐☐ T_3 / T_4, evtl. TSH
☐☐☐ Desmoid-Test

EKG: Ohne Belastung ☐
Mit Belastung ☐
Nehb-Abl. ☐
Erweiterte BW-Abl. ☐
Steh-EKG ☐
In- u. Exspiration ☐

Lungenfunktion: Ohne Broncholyse ☐
Mit Broncholyse ☐

Klinik Dr. Otto Buchinger

Privatkrankenanstalt für Naturheilverfahren
Leitende Ärzte: Dr. Otto H. F. Buchinger
Naturheilverfahren, Homöopathie
Dr. Andreas Buchinger
Arzt für Innere Medizin

BEHANDLUNGSPLAN

Ihre Zimmer-Tel.-Nr. lautet: 0 52 81 / 166 ....

Zimmer-Nr.

Stationsarzt

Name: ....

Vorn.: ....

Geb.-Datum: ....

Wohnort: ....

Straße: ....

Telefon-Nr.: ....

Krbl. Nr.

Aufnahmetag:

Diese Karte enthält alle für Sie wichtigen Angaben über Verordnungen, Heilmittel und Kostformen, an die sich sowohl Patient als auch das Pflegepersonal genauestens zu halten haben.

Bitte die Karte bei der morgendlichen Arztvisite und bei den laufenden Behandlungen bereithalten. Sie ist ferner am Tage des Fastenbrechens der Stationsschwester auszuhändigen. Nach der Abschlußuntersuchung verbleibt die Karte beim Stationsarzt. Der Patient erhält eine Kopie.

Kältetherapie:

Wärmetherapie:

Gymnastik:

Schwimmen:

Elektrotherapie:

Massagen:

Bäder:

Wärme des Stationsarztes:
Montag, Mittwoch, Freitag ab: .... Uhr, Dienstag, Donnerstag, Samstag ab .... Uhr

Wärme des Stationsarztes:
Montag, Mittwoch, Freitag ab: .... Uhr, Dienstag, Donnerstag, Samstag ab .... Uhr

Sprechstunde des Stationsarztes:

Zum leitenden Arzt / Chefarzt: Nach Vereinbarung bitte in der Apotheke (Tel. 506) anmelden.

Hinweis: Wir empfehlen, die Vorträge montags, dienstags, donnerstags im Vortragsraum zu besuchen.

Inhalationstherapie:

Aerosoltherapie:

Blondes Verfahren:

Wickeln:

Bemerkungen:

Körperlänge:

BMI:

Mindesttrinkmenge 3 Liter Flüssigkeit pro Tag!

Datum	Fasten-tage	Brutto-gewicht	Angeordnete Maßnahmen

Ängste und Zweifel, die den Neufaster nach der Ankunft plötzlich befallen können, auszuräumen. Zwar hat sich jeder Patient nach ausgiebiger Beratung und Information durch seinen Hausarzt freiwillig zum Heilfasten entschieden, da ihm der Rat zur Durchführung des Fastens plausibel erschien. Aber natürlich ist jetzt eine völlig neue Situation eingetreten, das anfangs durchaus Fremdartige der Klinikumgebung, vieles, was der Patient von Bekannten und Kollegen zwischenzeitlich gehört hat, und erneut die — unbegründete — Angst „Halte ich das überhaupt durch?". Hinzu kommen „alte Hasen" in der Klinik, die beim Neuankömmling mit fremdartigen Ausdrücken, wie „Glaubern", „Roedern", „Leberpackung", „Rückstoßerscheinung" und gar „Krisenzustände", Verwunderung erregen: Was ist das? Vertrauen Sie sich Ihrem Arzt mit allen Zweifeln und Ängsten ruhig an. Sie sind nicht der erste Patient, der plötzlich Angst vor seinem eigenen Entschluß bekommt. Es ist völlig normal, daß der Neufaster auf diese noch nie erlebte Umgebung unerfahren reagiert. Doch Sie können beruhigt darauf vertrauen, daß Ihr Arzt alle Bedenken und Vorurteile, die bei Ihnen in der Zwischenzeit gewachsen sind, bis in alle Einzelheiten kennt. In den vielen Jahren seiner Praxis hat er nicht nur die verschiedensten Patienten behandelt, sondern er kennt das Heilfasten auch von allen Seiten aus eigener Erfahrung. So wie der Psychologe Selbstanalysen durchführt, fastet der Arzt auch. Er kennt somit die Auswirkungen des Fastens auf Körper, Seele und Geist auch aus eigenstem Erleben. Und deshalb kann er sich sehr gut in Ihre Lage versetzen. Sie können also vom Arzt getrost Verständnis erwarten und ihn bei eventuellen Schwierigkeiten jederzeit um Rat und Beistand bitten. Sicher werden auch bei Ihnen schon nach dieser 1. Konsultation fast alle Zweifel ausgeräumt sein.

Der Arzt fastet auch und kennt alles aus eigenem Erleben

Hiernach neigt sich Ihr Ankunftstag in der Klinik dem Ende zu. Sie sollten versuchen, früh Ruhe zu finden, um sich auch seelisch schon auf die nächste Zeit einzustellen.

Früh Ruhe finden

Der Vorfastentag

Obsttag

Während Ihres jetzt folgenden Vorfastentags — des Obsttags — erhalten Sie 3 Mahlzeiten, die — unabhängig von der Jahreszeit — aus Äpfeln, Birnen, Apfelsinen, Feigen oder Backpflaumen bestehen können. Die Regeln limitieren zwar keinesfalls die Menge, doch hat sich gezeigt, daß man am Tag möglichst nicht mehr als 1 kg Obst essen sollte. Wenn Sie Durst bekommen

Mineralwasser

sollten, trinken Sie ausschließlich geeignetes Mineralwasser. Sehr wichtig ist es, darauf zu achten, daß man Wasser nur zwischen den Mahlzeiten, also keinesfalls zum Obst selbst trinkt. Doch keine Angst, normalerweise werden Sie gar keinen Durst verspüren. Es sollten

2½ — 3 l Flüssigkeit pro Tag

aber mindestens 2½ — 3 Liter Gesamtflüssigkeitsmenge pro Tag aufgenommen werden, damit die Nieren nicht beeinträchtigt werden.

Labortests

Am Morgen des Obsttags stehen einige wichtige Labortests auf Ihrem Programm. So wird Ihnen Blut abgenommen und eine Urinprobe untersucht. Eventuell ordnet der Arzt auch noch die Durchführung eines EKGs an, um sich ein genaues Bild von Ihrer Herztätigkeit machen zu können (oder er führt zusätzlich eine Ergometrie durch, ein sogenanntes Belastungselektrokardiogramm). Vor dem nächsten Besuch beim Arzt, der für den Mittag angesetzt ist, ist es jetzt an der Zeit, sich mit Ihrem Aufenthaltsort, der Ihnen Ruhe und vor allem Genesung bieten wird, auseinanderzusetzen. Sie sollten

Umgebung erkunden

sich in Ruhe in der Klinik umsehen und auch die nähere Umgebung kurz erkunden.

Das Wichtigste ist jedoch, daß Sie sich an Ihrem 1. Tag intensiv durch die Fastenlektüre mit dem Ablauf und den Voraussetzungen der Behandlung vertraut machen. Wir sagten ja bereits, daß es sich beim Heilfasten nicht nur um einen rein physischen, sondern auch um einen seelisch-geistigen Ablauf handelt, der den Erfolg garantiert. Deshalb ist es sehr wichtig, daß sich der Patient mit „seiner" Behandlung intensiv auseinandersetzt.

2. Konsultation

Mittags erwartet Sie der Arzt dann zur 2. Konsultation, in der auch die Fastendauer festgelegt werden sollte. In der Zwischenzeit hat er Ihre Untersuchungsergebnisse vom Vortag und die Labortests vom Morgen intensiv ausgewertet und hieraus die optimale Fastendauer ermittelt. Neben der Behandlungsdauer wird Ihnen der Arzt auch alle anderen speziellen Anwendungen und Verordnungen, die genau auf Ihre Körperkonstitution abgestimmt sind, detailliert erläutern und begründen.

Fragen an den Arzt stellen!

Scheuen Sie sich jetzt keinesfalls, Fragen zu stellen, wenn Sie welche haben sollten. Gerne geht Ihr Arzt, der ja während der gesamten Zeit Ihr Begleiter sein wird, auf Sie ein. Dieser für Sie ausgearbeitete Plan wird in Ihre

Persönlicher „Steckbrief"

Behandlungskarte eingetragen. Ihr persönlicher „Steckbrief", den Sie bis zum Ende Ihres Aufenthalts ständig bei sich behalten werden, braucht jetzt nur noch um die täglichen Erfolge der Gewichtsabnahme erweitert zu werden. Alle besonderen Anweisungen für die Schwester und auch Ihr eigener Tagesablauf sind übersichtlich auf dem Behandlungsplan vermerkt. So wissen Sie jederzeit, wie Ihre Behandlung ablaufen wird. Natürlich trägt der Arzt auch jeden 2. Tag seinen „Sichtvermerk" auf dem „Fastenpaß" ein. Am Ende der Behandlung ist diese Karte dann ein untrügliches Dokument des ständig fortschreitenden Erfolgs. Sicher werden Sie Verständnis dafür haben, daß der Behandlungsplan zum Schluß in den Unterlagen der Klinik bleiben muß, da er ein wichtiges ärztliches Dokument für Rückfragen oder für spätere Behandlungen ist. Freilich erhält der Patient am Ende seines Aufenthalts eine Fotokopie ausgehändigt.

Behandlungsdauer kann geändert werden

Wichtig ist in diesem Zusammenhang auch noch zu wissen, daß die angeratene Behandlungsdauer nicht starr ist und keinesfalls einen Zwang darstellt. Je nach Verlauf kann es vorkommen, daß sich Arzt und Patient einvernehmlich auf eine Verlängerung oder Verkürzung der Fastendauer einigen, um den optimalen Erfolg zu sichern. Bei normaler Körperkonstitution wird die Dauer der 1. Behandlung zwischen 14 und 21 Fastentagen variieren. Gewiß hört es sich für den Laien sehr lang an, 3 Wochen auf Nahrung verzichten zu müssen. Doch schon nach wenigen Tagen werden auch Sie merken, wie sich dieser Zeitraum relativiert. Sie haben keinerlei Hungergefühl, verlieren Ihre Nervosität aus dem Alltag und finden zu innerer Ausgeglichenheit. Für jede weitere Behandlung ist der Schrecken der Fastendauer durch die eigenen positiven Erfahrungen automatisch beseitigt.

Aus der Geschichte des Hauses sei erwähnt, daß wir in den schwierigen und inzwischen vergangenen Jahren dem Fastenbeginnenden um den 2. oder 3. Aufenthaltstag einen Zettel mit folgendem Text übergaben. Der Text könnte auch heute noch — so wie damals — lauten:

Eine Fastenklinik ist mit ihrem therapeutischen Ziel auf den ganzen Menschen eingestellt. Werden bloß der Leib und seine Funktionen, nicht aber Seele und Geist berücksichtigt, so fehlt ein wichtiges Element der Genesung. Daher ist eine stille, innerlich gesammelte Atmosphäre eine Voraussetzung zum Erfolg der Behandlung.

In den Gesprächen der Patienten darf das Oberflächliche, Materialistische oder Sensationelle nicht vorherrschen. Das Negative, Verstimmende, Störende paßt nicht ins innere Leben des Hauses.

Wir bitten nachdrücklich um Innehaltung dessen, was die heilende Atmosphäre schafft, fördert und aufrechterhält. Es geschieht dies nur um der Kranken willen, die die Auswirkung des Heilsamen an Leib, Seele und Geist erfahren wollen. Wir sind keine Plattform für die gegenseitige Bestärkung der Patienten in denjenigen Fehleinstellungen und Fehlreaktionen des Innenlebens, die hier gerade überwunden und geheilt werden sollen. Sorgen, Ängste und Nöte des Einzel- und des Gemeinschaftsschicksals mögen mit dem Arzt durchgesprochen oder im Anschluß an die Kollektivsprechstunde innerlich verarbeitet werden; zu der Klinikatmosphäre und in die Gespräche der Patienten jedoch gehören sie nicht hinein. Wir werden jeden Patienten unterstützen, der sich gegen disharmonische Beeinflussung durch Gesprächspartner wehrt. Die innere Sammlung ist eine Voraussetzung für das Gelingen des Fastens, die sich niemand stören lassen soll. Gegenseitige Unterstützung der Patienten untereinander ist in jeder Hinsicht immer notwendig. Wer gesegnet sein will, bemühe sich, selbst ein Segen zu sein!

Alles in allem: Wer hier behandelt wird, der unterbreche die Beziehungen zu seinem Alltag, einem Alltag, der ihn krank gemacht hat! Er nütze die

---

Zeit des Aufenthalts, statt seinen Bedürfnissen nach Kritik, Sensation, „Zerstreuung", Schwarzseherei usw. nachzugehen!
Das mag wieder nach einer schulmeisterlichen Hypochondrie des Arztes aussehen. Doch um des Fastenerfolgs und des vollen Maßes der Entspannung, Erholung willen, wird man sich zweifellos klar sein über die zwar nicht enge, jedoch gute, dienliche Atmosphäre in einem der Gesundheit gewidmeten Hause.

Der 1. Fastentag — der Glaubertag

Gründliche Darmentleerung

Nach dem Obsttag sorgt nun während des *Glaubertags* die gründliche Darmentleerung dafür, daß Sie während der Behandlung keine Hungergefühle verspüren werden. Am Vormittag erhalten Sie 40 g gereinigtes Glaubersalz, das in etwa ¾ l lauwarmem Wasser aufgelöst wird und mit Zitronensaft schmackhafter gemacht werden kann. Um zusätzlich den vielleicht doch intensiven Salzgeschmack der Lösung zu lindern, erhalten Sie gleichzeitig von Ihrer Schwester Obstsaft. Nach jedem Schlückchen Glaubersalzlösung trinken Sie einfach etwas Saft nach. Für den, der das Glaubersalz nicht verträgt oder nicht mag, halten wir eine Alternative in Form eines sogenannten Klysmas (Klistiers) bereit.

Klistier

Da die mehrfachen und durchfallartigen Entleerungen Ihres Darmtrakts bis in den Nachmittag hinein anhalten können, sollten Sie auf jeden Fall an diesem Tag auf Ausflüge verzichten.
Um die lebhaften Bewegungen Ihres Magen- und Darmtrakts wieder zu beruhigen, erhalten Sie nach der gründlichen Darmentleerung 1 Tasse Pfefferminztee. Dieser erleichtert und mildert dann die ganze Prozedur.

Ab jetzt keine substanzielle Nahrung mehr

Selbstverständlich werden Sie von jetzt an auf jegliche Zufuhr substanzieller Nahrung verzichten. Sollten Sie sich etwas geschwächt fühlen, so legen Sie sich am besten mit einer Wärmflasche an den Füßen zur Ruhe. Die angenehme Wärme trägt zur allgemeinen Entspannung bei.

Glaubersalz

Das Glaubersalz wurde übrigens nach dem Alchimisten Johann Rudolf Glauber (1604—1668) benannt. Er wollte Gold herstellen und entdeckte das Glaubersalz, chemische Formel Na_2SO_4.

Der Darm ist noch nicht leer

Es ist jedoch in Irrtum anzunehmen, daß der Darm nach der etwas dramatischen Glaubersalzprozedur nunmehr vollends entleert sei. Zum einen halten sich in den Taschen des Dickdarms noch längere Zeit alte Kotreste auf, die sogar entzündliche Verklebungen mit der Darmschleimhaut in den erwähnten Buchten hervorrufen können. Zum anderen erfüllt der Darmtrakt neben der Aufgabe, ernährende Stoffe aus unserer Nahrung aufzunehmen und schließlich unverdauliche Bestandteile auszuscheiden, auch die gleichfalls sehr wichtige Funktion, den zentrifugalen Stoffwechsel (also nach außen) zu fördern. So werden — ähnlich wie bei dem Hautorgan — Stoffwechselabfallprodukte durch die Darmwände in das Darmlumen hinein ausgeschieden.

Einlauf an jedem 2. Fastentag

Daraus ergibt sich die Zweckmäßigkeit, am Morgen eines jeden 2. Fastentags den Darm mit Hilfe eines Einlaufs zu entleeren. Ihr Darm ist ohnehin nun nicht etwa zur Arbeitslosigkeit verurteilt. Das Hauptziel des Heilfastens ist bekanntlich neben der Gewichtsreduzierung die Entschlackung des ganzen Körpers, und der Darm dient gewissermaßen als Müllabladeplatz, in den die Abfallstoffe auf dem Weg der Durchschwitzung durch die Wände ausgeschieden werden.

Organismus greift auf alte Bestände zurück

Autokannibalismus

Wegen des Mangels an von außen zugeführter Nahrung muß Ihr Organismus jetzt auf eigene alte Bestände, die ihm reichlich zur Verfügung stehen, zurückgreifen. Wir nannten es bereits *Autokannibalismus.* Langsam beginnt der Körper, seine Nahrungsdepots zu verbrauchen. Hierbei greift er bei fortschreitender Fastendauer auch auf das minderwertigste, dem vitalen Moment nicht mehr dienliche Material zurück. Altes und krankheitsträchtiges Gewebe wird abgebaut. Otto Buchinger sen.

„Müllverbrennung"

bezeichnete diese Form der Ernährung als „Müllverbrennung" bzw. als „Entrümpelung". Der Organismus demonstriert uns in idealer Weise das, was wir in öffentlichen Debatten als Recycling bezeichnen: Unser Körper befriedigt im Fasten seinen Energiehaushalt aus der Verbrennung von abgebauten Krankheitsablagerungen — Energiegewinnung aus Müll und Lumpen gewissermaßen! Dabei werden auch Rückstände voraufgegangener Medikamentengebrauchs und anderes mit verbrannt und ausgeschemmt.

Giftstoffe werden über den Darm ausgeschieden

In summa: Alles, was nicht durch die Lungen, die Haut und die Nieren zur Entgiftung ausgeschieden wird, muß über den Darm entfernt werden.

Aus diesem Grund stehen auch regelmäßige Einläufe auf Ihrem Behandlungsprogramm. Es wird Sie kaum verwundern, daß auch zum Behandlungsende hin das Spülwasser häufig verkrustete Stuhlreste zum Vorschein bringt.

Sollten wider Erwarten im Laufe des 1. Fastentags noch Hungergefühle auftreten, können diese durch eine heroische Wiederholung der Glaubersalzprozedur beseitigt werden.

Der weitere Ablauf

Jeder 1. Fastentag Ihrer weiteren Behandlung wird mit dem Einlauf beginnen, um eine stetige Entleerung zu gewährleisten. Der große Bakteriologe Ilja Metschnikow sagte: „Der Tod kommt aus dem Darm". So dramatisch wollen wir das freilich noch nicht sehen.

„Der Tod kommt aus dem Darm"

Nach jedem Einlauf sollten Sie etwa 20 Minuten lang streng ruhen. Dann wird Ihnen Ihre Schwester eine Tasse Pfefferminz- oder Kamillentee quasi zum „Frühstück" reichen.

„Frühstück"

Wenn Sie nicht zu Ihrem Arzt bestellt sind, steht die Zeit bis 11.00 Uhr zu Ihrer freien Verfügung. Entweder Sie lesen Ihre Zeitung, ruhen einfach in Ihrem Zimmer oder gehen spazieren. Auf dem Programm können aber statt eines Spaziergangs auch Massagen, Bäder oder die Gymnastikstunde stehen.

Gemüsebrühe

Um 11.30 Uhr wird Ihnen im Trinkraum 1 großer Becher heißer Gemüsebrühe zu trinken gegeben. Wichtig ist es in diesem Zusammenhang, darauf hinzuweisen, daß es sich bei den substanzfreien Säften und Gemüsebrühen sowie bei den Tees und Obstfrischsäften nicht primär um Zungen- oder Gaumengenüsse handelt, sondern daß dem Arzt der arzneiliche Zweck im Vordergrund steht. Der fastende Körper wird dadurch mit neuen Mineralien, Vitaminen und Spurenstoffen versorgt. Eine jede Behandlung kann nur dann das gewünschte Ziel erreichen, wenn sie auch als Ganzes gesehen und akzeptiert wird.

Entspannung

Die *Entspannung* ist ein wichtiger Punkt während der Fastenbehandlung. Sie sollen wieder lernen, in sich selbst zu ruhen, mit sich ins Gespräch zu kommen und einen Ausgleich mit Ihrem „inneren Arzt", dem Archaeus Paracelsi, zu finden.

Aber nicht allein wegen der meditativen Stimmung, sondern besonders um Ihrer Leber willen, erhalten Sie während der täglichen Bettruhe von 12.30 — 14.30 Uhr den *Prießnitz-Leberwickel,* einen kaltnassen Leberaufschlag. Dann wird ein Baumwollflausch über der Packung um den Leib geschlungen. Eine Wärmflasche wird an die Füße gelegt. Der kühle Leberwickel wird wohlig warm, so daß Sie sich entspannt, warm und schläfrig fühlen und vielleicht — wie gehofft — einschlafen. Der Prießnitz-Wickel intensiviert die Leberarbeit. Man spricht hier von einer Kombination aus aktiver und passiver Hyperämie (Blutfülle) — eine altbewährte, sehr wirkungsvolle wasserheilkundliche Methode.

Prießnitz-Leberwickel

Wenn Sie Ihre mittägliche Bettruhe hinter sich gebracht haben, ist es wichtig, daß Sie nicht zu schnell aufstehen, sich sondern langsam aufrichten, um dem Kreislauf und dem Blutdruck Gelegenheit zu geben, sich nach der Ruhepause und der stärkeren Durchblutung der Bauchorgane wieder „einzuregulieren". Stehen Sie jedoch abrupt auf, so könnte das zu leichten Schwindelgefühlen, vielleicht zu einem vorübergehenden Schwarzwerden vor den Augen führen, beides freilich

Langsam aufstehen

ungefährlich bis auf seltene kurze Ohnmachtsanwandlungen, die aber wie gesagt vermeidbar sind und vermieden werden sollten.

Trinkmenge

2½ — 3 l Flüssigkeit pro Tag

Um die detoxikativen (entschlackenden, ausleitenden) Stoffwechselvorgänge mitsamt der Gewichtsabnahme zu intensivieren, hält man sich an die Regel, zwischen 2½ und 3 Liter kurgerechter Flüssigkeit, über den Tag verteilt, zu trinken. Die Getränke, wie Pfefferminztee, die mittägliche Gemüsebrühe, der frühnachmittags gereichte hellblonde asiatische Tee (mit 1 Teelöffel Honig), der abendliche Frischobstsaft, ergeben etwa 800 cm³, nicht ganz 1 Liter. Mithin sollte man (wenn nicht der Arzt Bedenken äußert) über den Tag verteilt reichlich Mineralwasser trinken oder noch geeignete Tees und Obstsäfte, um die genannte Tagestrinkmenge zu „schaffen".

Einen Wink für Stuhlverstopfte: Manche angeblich hartnäckige Obstipation löste sich in Wohlgefallen auf, wenn der oder die chronisch Geplagte genügend trank!

J. Schroth

Der nun schon legendäre sudetendeutsche Fuhrmann Johann Schroth (1800 — 1856) aus Niederlindewiese empfahl, reines, frisches Quellwasser zu trinken. Der Hinweis ist inzwischen weit über 100 Jahre alt. Wir haben uns — leider! — an das Mineral- und Leitungswasser zu halten.

Hypertoniker

2½ — 3 Liter? Exzessive Hypertoniker, das sind ältere Kranke, die unter einem schweren arteriosklerotischen Bluthochdruck leiden, sind nicht an die empfohlene tägliche Trinkmenge gebunden, sondern sie richten sich nach den besonderen Anweisungen des Arztes.

Und noch ein praktischer Tip sei gestattet: Ist es nicht ratsam, die Haupttrinkmenge bis etwa 16.00 Uhr „geschafft" zu haben, damit man nicht nachts zu oft aufstehen muß?

So wechseln in der Fastenzeit zwischen frühem Morgen und der Nacht Anspannung und Entspannung, körperliches Engagement in der Gymnastik, Wandern und Spazierengehen mit entspannenden Gesprächen im bald vertrauten Kreis und der mittäglichen Ruhe.

Spaziergang
Der Spaziergang ist sowohl für den trainierten als auch für den untrainierten Menschen die ideale Art der Bewegung. Hierbei werden in der frischen Luft, die wir alle sowieso viel zu wenig genießen, auf die angenehmste Art und Weise nicht nur die Arme und Beine, sondern auch viele andere Muskeln günstig beeinflußt. Durch das gleichmäßige, vertiefte Atmen wird nicht nur das Herz stimuliert, sondern auch die Zwischenrippenmuskulatur und das Zwerchfell, das die Organe der Leibeshöhle massiert: Sie danken dem Spaziergänger.

Kapillarmuskeln
Von größter Bedeutung für unsere gesamte Gesundheit sind aber auch Millionen von kleinsten Muskeln, die vom Laien fast nie beachtet werden: nämlich jene, die das Erweitern und Zusammenziehen der Kapillargefäße — der Haargefäße des Blutkreislaufs in allen Körperteilen — durchführen. In der modernen Medizin nimmt die Kapillardiagnostik einen so hohen Stellenwert ein, da aus dem Zustand der Haargefäße ein konkreter Rückschluß auf die Gesundheitssituation des Patienten gewonnen werden kann. Und eben auf die Kapillarmuskulatur wirkt der Spaziergänger genesend ein. Der Wald- oder Parkspaziergang ist ein psychphysischer Vorgang, nicht allein eine Kapillardurchblutungsgymnastik. Die Geruhsamkeit des Dahinwanderns und die Muße regen unseren Geist an zu höherer Betrachtung: Denken wir zum Beispiel an Sokrates, von dem überliefert ist, daß er seine Lehre nicht etwa an einem Schreibtisch, sondern im Umherwandeln gewann.

Setzen Sie sich mit Ihrem Inneren auseinander
Jeder macht sich beim ruhigen Wandern in ansprechender und Ruhe ausstrahlender Umgebung ernste Gedanken über „Gott und die Welt". Versuchen Sie, Ihr Bewußtsein auf eine Auseinandersetzung mit Ihrem Inneren zu lenken, und geben Sie Ihrem gerade während des Heilfastens aktiven „inneren Arzt" die Chance, an Ihrer Genesung mitzuwirken. In der Ruhe und Abgeschiedenheit Ihrer Behandlung eröffnet sich die seltene

39

Möglichkeit, das gesamte Innere, die Geistes- und Seelentätigkeiten vom Alltagsleben in eine Feiertagsstimmung zu wandeln.

Eine Passivität sollte nicht eintreten

Das heißt selbstverständlich keineswegs, daß eine Passivität eintritt oder eintreten sollte. Ganz im Gegenteil, ist doch die gesamte Heilung durch Fasten auf innere und äußere Aktivität des Patienten angelegt. Das aktive Handeln beginnt schon in dem Moment, in dem die Entscheidung zur Fastenbehandlung fällt. Man trifft sie aus freiem Willen und entsagt für einen bestimmten Zeitraum jeglicher Nahrung, um eine ganzheitliche Umstimmung von Körper und Geist zum Positiven hin zu erreichen. Vor allem aber stellt man den eigenen festen Willen über das, was lediglich biologische Bedürfnisse sind, z. B. über den Wunsch und die Gewohnheit, mehrmals täglich etwas zu essen. Der Mensch, das denkende und willensstarke Wesen hat hier die Möglichkeit, sich in seiner höheren Wesensart zu verwirklichen. Es setzt sich durch seinen Geist, seine positive innere Einstellung klar von der Tierheit ab.

Aktiv an der Behandlung ist auch die Tätigkeit des inneren Arztes, aktiv sind natürlich auch medizinische Hilfen, wie der Leberwickel, der die Blutzirkulation und den Leberstoffwechsel stimuliert.

Geben Sie sich auf Ihren Spaziergängen völlig Ihren Gedanken hin, horchen Sie in sich hinein, und setzen Sie sich mit Ihrer eigenen Aktivität — Ihrem höheren Selbst, dem freien Willen — kritisch auseinander. Schnell werden Sie das „religiöse" Geheimnis des Fastens selbst erfahren: Fasten ist Reinigung, körperlich und seelisch — es sensibilisiert einen für völlig neue Erkenntnisse. Ein erfahrener Faster sprach in diesem Zusammenhang einmal vom „heiligen Rausch der Nüchternheit des Fastens" (Prof. Dr. H. J. Schoeps).

Keine Hochleistungen vom Körper fordern

Ein Wort sei hier noch gesagt über das Spaziergengehen im besonderen. Der Fastende kann zwar kontinuierliche Leistungen erbringen, da sein Stoffwechselhaushalt in Ordnung ist, doch sollten keine Hochleistungen vom Körper gefordert werden. Der gesunde Fastende kann gewiß ahnsehnliche Dauerleistungen erbringen, aber lange, schnelle Märsche oder gar Sprints oder anstrengende Bergwanderungen sollten im allgemeinen vermieden werden. Die Fastenwanderung ist kein sportlicher Wettbewerb, sie soll sich positiv auf Geist und Körper auswirken.

Die Kollektivsprechstunde, meist Vortrag genannt

Nach Ihrem täglichen „Abendbrot", das entweder aus frisch gepreßtem Obstsaft oder aus Obstsüßmosten verschiedenster Art besteht, steht alsdann an 4 Abenden in der Woche die sogenannte Kollektivsprechstunde auf Ihrem Plan.

Vorträge

Hierbei handelt es sich um Vorträge durch Ihren Arzt, in denen ärztliche Aufklärungsarbeit geleistet wird. Die Kollektivsprechstunde ist keine Konkurrenz, sondern eine sinnvolle Ergänzung der individuellen Erörterungen zwischen Art und Patient, die ja täglich stattfinden in den Sprechstunden, zu denen Sie aufgefordert sind.

Inhalte

Während dieser Abende wird alles in Vortrags- oder Diskussionsform erläutert, was für die erfolgreiche Durchführung des Heilfastens von Bedeutung ist. Selbstverständlich erfährt hier die versammelte Patientenschaft alle Einzelheiten über den Ablauf des Heilfastens selbst (soweit sie noch nicht Hinreichendes darüber gelesen haben), über die medizinischen Hintergründe des Heilfastens und über die verschiedenartigen Heilanwendungen. So wird den Patienten alles Wichtige über die Anwendungen, das Roederverfahren, die Homöopathie, die Formen der gesunden Ernährung usw. vermittelt.

Seelisch-geistiger Zustand des Heilfastens ist wichtig

Wichtiger als der rein medizinische Aspekt des Heilfastens ist während der Kollektivsprechstunde jedoch der schon häufig erwähnte seelisch-geistige Aspekt der Behandlung. Das Ziel des vortragenden Arztes ist es, eine

Gemeinschaftsatmosphäre zu schaffen und zu fördern. So trägt Ihnen Ihr Fastenarzt eher eine allgemeine Lebensschulung an, als daß er über die Fastenbehandlung referiert.

Patienten können Fragen stellen

Am Eingang des Vortragsraums hat jeder Patient die Möglichkeit, schriftlich formulierte Fragen in einen Kasten einzuwerfen. Sämtliche eingereichten Fragen werden dann in der Kollektivsprechstunde vom Fastenarzt beantwortet. Nur zum geringeren Teil werden

Themen

hierbei medizinische Fragen gestellt, überwiegend beziehen sich die Themenkomplexe auf den Sinn des Lebens und der Sinnverwirklichung: „Ist der Mensch ein Zufallsergebnis in der Schöpfung?" — „Über die Harmonie in der Schöpfung" — „Einbrüche des Wunders in die Naturgesetze" — „Die Würde des Menschen" — „Gedanken über den Schlaf" — „Was ist Streß wirklich?".

Lebensschulung

Die Lebensschulung, die Sie an diesen Abenden erhalten, geht weit über das rein Erforderliche hinaus. Auch im Alltag nach dem Fasten sind die „vorletzten" und „letzten" Dinge des Lebens, die hier berührt werden, eine wichtige Hilfe zur Auseinandersetzung mit uns selbst.

Der Patient muß den Weg freiwillig und bewußt zurücklegen

Während des stationären Aufenthalts ist der Wert der Erörterungen freilich noch wesentlich höher einzuschätzen. Nur so können Sie der Behandlung frei wollend und bestehend folgen. Der Fastenverlauf gelingt einfach wesentlich besser, wenn der Patient bewußt und freiwillig den Weg zurückzulegen gewillt ist und somit den heilenden — auch geistigen, wenn es erlaubt ist, das zu sagen — Fastenstoffwechsel selbst einleitet. In diesem Fall fastet der Patient nicht nur körperlich, sondern in seiner körper-seelischen Ganzheit. Die ganzheitliche Umstimmung des Menschen wird erreicht.

Der Patient, der negativ gestimmt die Behandlung als notwendiges Übel begreift und vom Fastenarzt durch diese Zeit „gezogen" werden muß, verliert zwar auch Gewicht und entschlackt seinen Körper, verpaßt aber völlig den Gewinn dieses sonst so heilsamen Königswegs.

„Technische" Fragen zum Ablauf

Nachdem wir jetzt bereits das Wesen und die Entwicklung des Heilfastens, das Fasten und den Tagesablauf während der Behandlung erläutert haben, wollen wir uns mit den technischen Fragen der Körper- und Hautpflege, des richtigen Atmens, der Gewichtsabnahme usw. auseinandersetzen. Denn nur so sind Sie in der Lage, sich ein richtiges Gesamtbild über diesen Königsweg der Heilkunst zu verschaffen.

Die Körper- und Hautpflege

Eine richtige Körper- und Hautpflege während des Fastens ist für Ihr allgemeines Wohlbefinden von elementarer Bedeutung. Das Problem liegt darin, daß die Ausdünstungen des Patienten alles andere als wohlriechend sind. Ein auffälliger Mundgeruch macht sich bemerkbar. Professor Gustav Jaeger sagte in diesem Zusammenhang: „Krankheit ist Gestank." Die Ausscheidungen drängen sich durch alle Pforten heraus.

„Krankheit ist Gestank"

Hierzu müssen wir uns noch einmal kurz die Gründe vergegenwärtigen. Während des Fastens lebt der Körper von sich selbst; er baut körpereigene Substanz ab, dieser Vorgang wird von uns als „Autokannibalismus" bezeichnet. Zuerst baut Ihr Organismus Kohlenhydrate ab, dann die seit Jahren eingelagerten Eiweißstoffe und ähnliches, alsdann Fettdepots. Die gleichsam mit aufgestöberten Giftstoffe und unverdaulichen Rückstände

Giftstoffe werden auf verschiedene Arten ausgeschieden

muß Ihr Körper auf alle ihm möglichen Arten ausscheiden. Die Leber nimmt ein stark erhöhtes Arbeitspensum auf sich, der Darm ist auf Ausscheidung nach innen geschaltet, die Haut dünstet das minderwertige Material verstärkt aus, und auch die Zunge ist beim Faster stark belegt. So läßt sich einfach erklären, warum die Hautausdünstungen und der Atem so „krankhaft" riechen.

Krankhafter Geruch ist Geruch der Gesundheit

Dieser krankhafte Geruch ist in Wahrheit aber der Geruch der Gesundheit, da durch ihn nur minderwertiges und krankhaftes Material aus dem Organismus entfernt wird. Der gesamte Körper regeneriert sich selbst.

Wir können den Zustand beim Heilfasten gut mit dem Betrieb einer Müllverbrennungsanlage vergleichen: Beim Verbrennen von Hausmüll treten auch nicht gerade Wohlgerüche auf, und trotzdem wird so die Um- und Innenwelt von Müll befreit und außerdem dadurch noch Wärme erzeugt. Ihr Organismus tut genau das gleiche: Er verbrennt seinen Müll und lebt von der „frei werdenden Energie" — den nun verbesserten, befreiten Stoffwechselfunktionen.

Mundhygiene

Ähnlich wie Ihr Darmtrakt durch die jeden 2. Tag applizierten Einläufe gereinigt wird, ist natürlich auch die Mundhygiene von elementarer Bedeutung für das Wohlbefinden des Fasters.

Zitronensaft

Ohne Einschränkung kann natürlicher Zitronensaft, den Sie schlückchenweise zu sich nehmen, empfohlen werden. Außerdem sind linsenförmige Pfefferminzpastillen, die ausschließlich aus Pfefferminzöl und etwas Zucker bestehen, sehr hilfreich, den Mundgeruch zu korrigieren.

Feinzerkaute Kräuter essen

Die beste und gleichsam natürlichste Methode, den Mundgeruch zu bekämpfen, erzielt man freilich dann, wenn man frische Kräuter, wie Zitronenmelisse, Petersilie, Thymian, Schnittlauch, Kerbel oder ähnliche Gewürzkräuter, feinzerkaut in kleinen Mengen zu sich nähme. Damit führen Sie Ihrem Körper noch das dem roten Blutfarbstoff Hämoglobin biochemisch verwandte Chlorophyll zu. Nutzen Sie dieses Angebot, denn so werden nicht nur Ihre Ausdünstungen erfolgreich bekämpft, sondern auch der Mundgeschmack verbessert sich deutlich.

Zur erfolgreichen Hautpflege während der Kur gehört mehr als das selbstverständliche morgendliche Duschen oder Baden.

Hautatmung erhöhen

Durch vielerlei begleitende Anwendungen soll die Hautatmung erhöht werden, um die Ausscheidungsprozesse zu intensivieren. So werden bei Ihnen Trockenbürstungen, Waschungen und Atemübungen nach Anleitung durchgeführt werden. Freiluftgymnastik und tägliche Spaziergänge in der Umgebung Ihrer Klinik fördern die Durchblutung und erhöhen die Aktivität der Haut. Ergänzend können je nach der körperlichen Konstitution des Patienten unter ärztlicher Aufsicht auch Mineralbäder oder wohldosierte Saunagänge den Behandlungserfolg unterstützen. Moorpackungen sind bei den verschiedensten Gelenkerkrankungen ein wichtiges Therapiemittel, bei einigen Frauenerkrankungen können Moorsitzbäder erstaunliche Heilungserfolge bringen.

Gymnastik und Massagen

Ein elementarer Bestandteil des Therapieablaufs werden fast immer die Morgengymnastik — wenn möglich im Freien — und Massagen mit Bindegewebsmassagen sein. Auch die Atemgymnastik, auf die im nächsten Kapitel noch näher einzugehen sein wird, trägt dazu bei, die Verbrennungs- und Ausscheidungsfunktion der Haut zu stimulieren.

Die Atemtechnik —
Wie atmet man richtig?

Atmung hält uns am Leben

Die richtige Atmung ist nicht nur für den gesunden Menschen wichtig, um seine Gesundheit zu erhalten, sondern unterstützt den Kranken bei sehr vielen Indikationen in seiner Genesung. Unser Organismus atmet nicht nur über die Lungen, sondern auch sehr stark über die Haut. So ist es auch zu erklären, daß der Mensch bei zu ausgedehnten Verbrennungen der Haut kaum noch zu retten ist. Außerdem gibt es noch einen innersten Zellatem (die Atmungskette). Die Atmung ist die Körperfunktion, die uns am Leben erhält. Schon deshalb ist es nicht verständlich, daß das Atmen in unserem bewußten Leben keinen höheren Stellenwert einnimmt und warum wir uns mit unserer Atmung, der Atemtechnik, zuwenig befassen.

Auf die Hautatmung selbst können wir nur einen

geringen Einfluß ausüben — nämlich direkt durch eine gesunde und natürliche Körperpflege. Im Gegensatz hierzu kann man aber die (bewußte) Lungenatmung erlernen und üben, um eine geradezu befreiende und wohltuende Wirkung zu erzielen, die entspannend auf die Psyche rückwirkt.

Während der Behandlung sollen Sie durch gezielte Atemanleitungen und -übungen lernen, das heute sehr verbreitete Fehlverhalten von verflachtem, verklemmtem oder „spastischem" Atem abzubauen.

Durch gezielte Atemübungen den Körper entlasten

Es geht darum, durch gezielte Atemübungen Ihren Körper zu entlasten, Verkrampfungen abzubauen und den Atem als Heilquelle einzusetzen. Eine tiefliegende Atmung erleichtert es Ihnen aber auch, zur inneren Ausgeglichenheit zu finden, Sie lernen, Ihre Ruhe- und Rastlosigkeit des Alltagslebens abzubauen, und finden so leichter in der Meditation zu sich selbst. Auch hier soll die Wirkung wiederum weit über den Erfolg der Behandlung hinausgehen, Sie sollen aus der Behebung der Fehlatmung auch nach dem Fastenende einen Vorteil ziehen, um neuerlichen krankhaften Erscheinungen vorzubeugen.

Besonders wichtig ist eine richtige Atmung bei Herzkrankheiten und natürlich auch bei Asthmatikern. Eine falsche Atmung kann sogar einen Angina-pectoris-ähnlichen Krankheitszustand bewirken; dies ist naturgemäß den meisten Laien nicht bekannt. So kann durch falsche Techniken, insbesondere durch das „Luftschlucken", der Magen sehr viel Luft aufnehmen, er wird geradezu aufgeblasen. Auch im häufig verkrampften Dickdarm können sich große Gasblasen bilden, die nicht abgehen. Durch den prall gefüllten Magen und Oberbauch wird das Zwerchfell, das als elastischer Muskel bei der Atmung eine sehr entscheidende Funktion hat, nach oben zum Herzen gedrückt. Das Herz kann hierdurch geradezu „abgedrückt" werden, und die dann auftretenden starken Beschwerden sind denen der Angina pectoris sehr ähnlich. In der Medizin spricht man bei diesem verbreiteten Leiden vom gastro-kardialen Symptomenkomplex oder auch vom *Roemheld-Symptomenkomplex.*

Ludwig Roemheld (1871 — 1938) war der erste, der die Auswirkungen falscher Atmung und die hieraus resultierenden Folgen für Herz und Zwerchfell genau untersucht hat. Er heilte seine Patienten ausschließlich durch gezielte Übungen der Zwerchfellatmung. Um bei Fällen des Roemheld-Symptomenkomplexes eine Genesung herbeizuführen, ist eine atemtherapeutische Behandlung geradezu unabdingbar.

Während des Fastens werden nun nicht nur die akuten Erkrankungen des Roemheld-Komplexes völlig beseitigt, auch kleinere Fehlfunktionen durch falsche Atmung verschwinden beiläufig. Die starke Aufgetriebenheit von Magen und Darm wird durch das Fasten beseitigt, das Zwerchfell beengt das Herz jetzt kaum noch, man kann wieder im Sinne des Wortes befreit aufatmen. Auch wenn Sie nur minimale Funktionsstörungen durch falsche Atmung haben, werden Sie schnell merken, daß Ihnen das Luftholen während der Therapie einfach leichter fällt und eine wohltuende Wirkung hat.

Um Ihre individuellen Atemfehler unter Anleitung Ihres Fastenarztes und eventuell auch mit Hilfe eines Masseurs oder eines Atemlehrers beheben zu können, müssen Sie natürlich zuerst erfahren, wie man richtig und gesund atmet.

Der Beginn aller Atemübungen ist ein vertieftes Ausatmen. Ein weitverbreiteter Fehler liegt darin, tief einzuatmen und das ebenso wichtige tiefe Ausatmen zu vernachlässigen. Tief atmen heißt zunächst tief ausatmen. Auch sollte man keinesfalls zwischen Brust- oder Bauchatmung unterscheiden, da beides in fließender Bewegung funktionell zusammengehört: Der richtige Vollatem dringt in die Zwerchfellregion, dehnt sie, preßt die Bauchorgane etwas zusammen und wölbt die Bauchdecke, und gleichzeitig dringt die Luft in den Brustbereich ein. Während des Ausatmens sinken Bauch und Brust wieder ein, wobei das Zwerchfell erneut emporgehoben wird. Die Vollatemtechnik kräftigt die Bauchmuskulatur.

Besonders wichtig für Asthmatiker

Besonders wichtig ist der Vollatem aber für kranke Menschen, wobei er gerade bei Herzerkrankung und Asthma jede Therapie erfolgreich unterstützt. Viele Asthmatiker begehen den verhängnisvollen Fehler, bei Anfällen — statt die mit Restluft noch reichlich versorgte Lunge durch eine Ausatmung zu befreien — verstärkt einzuatmen.

Bei leichten Erkrankungen des Herzens kann man dieses durch die richtig erlernte Atemmethode geradezu „ruhigatmen". Die Atembefreiung ist bei Angina pectoris ein elementarer Bestandteil der erfolgreichen Therapie. Auch bei Verkrampfungen im Magen-Darm-Bereich oder bei der sogenannten schmerzlos-krampfigen (spastischer, irritabler Dickdarm) Verstopfung sowie bei krampfbedingten Durchblutungsstörungen (Vasospasmen) wirkt sich die richtige Atemtherapie meist günstig aus. Zentralnervös und vegetativ-nervöse Störungen werden durch die richtige Atmung behoben; der Amrumer Arzt Dr. H. Ide nutzte die Atemtherapie gar zur gezielten Krebsvorsorge.

Der freie Atemfluß beeinflußt den Stoffwechsel positiv

Während Ihres Heilfastens beeinflußt der freie, völlig krampflose Atemfluß den Stoffwechsel insgesamt also positiv. Auch hier zeigt sich wieder, daß erfolgreiches Fasten nur unter sehr bewußter Mitwirkung des Patienten möglich ist. Sie selbst müssen dem Atemunterricht während der Kollektivsprechstunde und bei Ihren individuellen Übungen aufgeschlossen gegenüberstehen und bereit sein, die Therapie auch langfristig in sich aufzunehmen.

Das Roedern

Gaumenmandeln sind Ausscheidungsorgan des Lymphsystems

Eine weitere wichtige Hilfstherapie für das Heilfasten ist das nach dem Elberfelder Arzt Dr. Heinrich Roeder (1866 — 1918) benannte *Roedern*. Heinrich Roeder hat die Gaumenmandeln als Ausscheidungsorgan (auf dem

Wege der „Durchschwitzung" in die zahlreichen Buchten und Taschen des Organs) des Lymphsystems erkannt. Er folgerte daraus, daß es bei Verstopfung der Gaumenmandeln — häufig durch unangenehm riechende „Abfallstoff"-Pfröpfe — zu entzündlichen Rückvergiftungserscheinungen kommt, da dem Organismus dann eine wichtige Ausscheidungsschleuse verlorenginge.

Absaugen der Gaumenmandeln

Hierauf beruht die von ihm entwickelte Methode: Durch Absaugen der Gaumenmandeln und einer Wischmassage der Rachenmandeln mit Hilfe einer Art Glastabakspfeife mit angeschlossenem Gummischlauch und einem Saugball entfernt man die die Schleuse verstopfenden Pfropfen und wirkt so befreiend auf den gesamten Lymphkreislauf ein. Der 2. Roederakt zielt indirekt auf

Reizung der Rachenmandeln

die Hypophyse, das Zwischenhirn und das gesamte vegetative Nervensystem, indem die Rachenmandelstelle mit einem watteumhüllten Haken leicht gereizt wird. Dr. Otto Buchinger sen. begründete die Organzusammenhänge näher und entwickelte das Roedern zu einer wichtigen Hulfsmethode des Heilfastens weiter.

Roedern fördert Aktivität des vegetativen Nervensystems

Das Roedern fördert durch die Wischmassage die Aktivität des vegetativen Nervensystems. Der 3. Behandlungsakt besteht aus einer Wischmassage der beiden unteren Nasengänge. Da diese die Endorgane des vegetativen Nervensystems sind, die in einer Reflexverbindung mit Bauch- und Beckenorganen, wie dem Zwölffingerdarm, dem Magen, der Galle und der Gebärmutter, stehen, werden neben den Bronchien auch die Organe der Leibeshöhle durch das Roedern angeregt.

Massage der Rachenmandel

Eine besondere Bedeutung kommt der Massage der Rachenmandel zu. Sie liegt hinter dem Gaumensegel oben, befindet sich während der Kindheit in Funktion und verkümmert später zu einem Restorgan. Entwicklungsgeschichtlich ist die Rachenmandel ein Zwillingsgeschwister des späteren Hirnanhangdrüsenvorderlappens. Dieser ist ein wichtiger Teil der Drüsen mit innerer Absonderung und gehört zum Zwischenhirnsystem. Das Zwischenhirn wiederum steuert das vegetative Nervensystem, während die Hirnanhangdrüse vorwiegend die übergeordnete Instanz des Blutdrüsensystems ist.

Jeden 2. Tag Roedern Es ist bedeutsam, über das Roedern *und* das Fasten einen dienlichen Einfluß auf die wichtigen Zentren im Nasen-Rachen-Raum zu gewinnen. Daher lohnt es sich, sich während des Fastenaufenthalts jeden 2. Tag im Sprechzimmer des Stationsarztes dem Roedern zu unterziehen. Bei Fehlen der Gaumenmandeln (durch Operation) sollten die Rachenmandelstellenreizung und die Nasengang-Wischmassage durchgeführt werden.

Die Gewichtsabnahme

Für die meisten Menschen, die sich entscheiden, das Heilfasten zu absolvieren, steht die Gewichtsabnahme eindeutig im Vordergrund. Das Ziel ist es, den eigenen Körper dem Schönheitsideal „rank und schlank" näherzubringen. Leider wird dadurch der Erfolg der Behandlung auch nur in der möglichst hohen Differenz zwischen Anfangs- und Endgewicht gesehen. Natürlich ist das

Abspecken ist wichtig sogenannte Abspecken wichtig, denn Übergewicht ist ein sehr starker Risikofaktor für die Gesundheit des Menschen.

Trotzdem sollte man den Erfolg der eigenen Behandlung nicht allein nur nach der Waage beurteilen: Die Gewichtsabnahme ist ein Teil des Erfolgs, der Gesamterfolg ergibt sich aber erst durch die ganzheitliche Umstimmung von Körper und Geist, der Entschlackung und

Entfernung der Krankheitsempfäng-lichkeit Entgiftung des gesamten Organismus und besonders der Entfernung des Nährbodens für Krankheiten, der Krankheitsempfänglichkeit.

Wieviel und wie schnell der Faster abnimmt, läßt sich nicht allgemeingültig beantworten. Die Gewichtsabnahme während der Behandlung kann nur für jeden Patienten individuell beurteilt werden und hängt ausschließlich vom Grad der Gesamtverschlacktheit des Körpers und der überschießenden Körpermasse ab.

Wir sind in der medizinischen Forschung heute noch

Es gibt noch keinen Gradmesser der Verschlackung

nicht in der Lage, einen exakten „Gradmesser für Verschlackung" zu benutzen. Eine Diagnose über die Dringlichkeit des Fastens — und somit auch über den Grad der Verschlackung bei Beginn — läßt sich erst nach Fastenende erstellen, wenn man eben Lästiges und den „Krankheitszunder" los ist.

Grob kann man bei der Gewichtsreduktion 3 verschiedene Fälle unterscheiden:

3 Arten der Gewichtsreduktion

1) normales Abnehmen, so wie es der Mensch normalerweise im Auf und Ab des Alltags gewohnt ist (mehr magere, knappere Wochenenden, dann wieder Einladungen hier oder dort),

2) wesentlich geringeres Abnehmen bei festen Geweben und geringerem Wassergehalt der Gewebe,

3) überdurchschnittliches Abnehmen, ja, es können Gewichtsstürze vorkommen, die in keinem Verhältnis zur Körperbeschaffenheit und zum Krankheitsbild zu passen scheinen. Die meisten Menschen unserer Zeit und Zone sind von mittlerem Verschlacktheitsgrad, sie sind so gesund oder krank, wie wir das leider heute als Durchschnittsbefund anzusehen haben. Eine zynische Bemerkung: Kennen wir „modernen" Ärzte noch einen gesunden Menschen? Stünde einer vor uns, der Arzt würde denken: „Mein Lieber, du wurdest noch nicht genau genug untersucht. Wir finden schon etwas!" Das ist ein Beitrag zur Erörterung der medizinischen Fortschritte mit ihrer subtilen Laborkunst. Geraten diese Menschen in die „Lumpenverbrennung" des Fastens, so verhält sich der Gewichtsverlust im zu erwartenden Verhältnis zu ihrem „Inventar". Andere wieder erweisen sich als weit weniger entrümpelungsbedürftig, was man nicht immer ohne weiteres konkret vorhersagen, zumindest nicht in Relation zur Gewichtsabnahme setzen kann.

Im drittgenannten Fall, in dem ein Mensch plötzlich in auffälligem Maße viel abnimmt, war es offenkundig höchste Zeit, daß er zu fasten begann, denn sein Organismus hatte sehr viel Ungutes schnell loszuwerden. Noch läßt sich nicht beweisen, daß es sich in solchen Fällen um präkanzeröse Krankheitsbilder handelt, aber es liegt außerordentlich nahe. Ganz bestimmt aber war die Lage ernst, sonst hätte die Kurve der Gewichtsabnahme anders ausgesehen.

Fallbeispiel

Ich denke da an eine sehr übergewichtige, ungemein sympathische ältere Dame, eine ehemalige Schauspielerin: Sie war herz- und kreislaufinsuffizient und zuckerkrank. Sowohl unter der Fasten- als auch der medikamentösen Therapie nahm sie viel ab — was ihr insgesamt sehr gut bekam.

Therapieerfolg ist nicht allein von der Waage her zu beurteilen

Allein von der Waage her den Therapieerfolg zu beurteilen, ist demnach ausgesprochen schwierig. Jeder Patient hat zu Beginn seine individuelle Ausgangslage, sein eigenes Krankheitsbild und damit während der Behandlung seine eigene „Gewichtskurve". Aus Durchschnittsbefunden bei der Gewichtsabnahme dürfen Sie deshalb nicht schließen, daß auch Sie zu diesem Durchschnittsverlauf gehören werden. Kein Wettbewerb also und auch keinen Konkurrenzneid auf den scheinbar erfolgreichen Mitfaster! Konzentrieren Sie sich lieber auf sich selbst! Sie sind im Sinne des Wortes *unvergleichlich!*

Gewichtsabnahme ist in den ersten Fastentagen größer

Hinzu kommt, daß die Gewichtsabnahme in den ersten Fastentagen größer ist als später. Schon der Obst- und Glaubertag wirken enorm entwässernd und damit auf eine mit der Waage kontrollierbare Weise eindrucksvoll. Bei Patienten mit krankhafter Wasserzurückhaltung in den Geweben können diese Tage eine größere Gewichtsabnahme bewirken als die nachfolgenden Fastentage selbst. Aber auch sonst pflegen die ersten Fastentage eine stärkere Gewichtsabnahme zu bringen. Der Grund ist leicht verständlich, wie der folgende Vergleich zeigen soll.

Ein Vergleich

Im Norden Amerikas, in Kanada und Alaska, kommt es häufig vor, daß abgelegene Farmen während der Winterzeit von hohen Schneemassen eingeschlossen und von der Umwelt oft wochenlang abgeschnitten sind. Sind die Vorräte an Brennstoff nach einiger Zeit erschöpft und Nachschubmöglichkeiten über Straßen und Bahngleise wegen der Schneeverwehungen nicht zu erwarten, müssen die Farmer beginnen, nach und nach alles zu verheizen, was ihnen im Haushalt entbehrlich erscheint. Zunächst kommen Gegenstände an die Reihe, die nicht mehr zu gebrauchen sind: zerbrochenes, verstaubtes Material, alte Zeitschriften und Bücher und all die Dinge, die beim Frühjahrsputz sowieso ausrangiert werden müßten. Geht nach diesem provozierten Großreinemachen solcher Brennstoff aus, so wird genau überlegt, was jetzt für Heizzwecke geopfert werden darf. Wichtige Dinge des Haushalts werden nur in aussichtslosen Situationen als Brennstoff folgen: Tische, Stühle, übriges Mobiliar oder Betten.

Und so macht es der Organismus

Ähnlich geht es im fastenden Organismus zu. Zuerst ist er großzügig, wenn ihm keine neue Nahrung mehr gereicht wird: Er hat ja übergenug zu verheizen. Je minderwertiger das Material, desto eher wird es im Feuer des Stoffwechsels verbrannt. Allmählich aber, nachdem Fettdepots, Schlackenbestände und entartete Gewebe aufgezehrt wurden, kann nicht mehr so großzügig mit der Substanz umgegangen werden. Es setzt eine Art Ziselierarbeit ein: Überall, wo noch teilweise Belastungen und Ablagerungen zu tilgen sind, ohne daß größere Bestandsverringerungen riskiert werden dürfen, geht nunmehr die Feinarbeit des Archaeus Paracelsi, des inneren Arztes, vonstatten, der hier als ein ohne Messer arbeitender Chirurg wundersame Detailleistungen vollbringt.

In dieser Phase werden meist die bedenklichen Depots intra- und extrazellulärer Art toxikativ angegriffen und abgebaut. Erst wenn auch da die verborgensten Winkel gereinigt und entrümpelt worden sind, könnte vielleicht der Organismus an wertvolle Substanzbestände herangehen. Das aber ist der Moment, in dem der erfahrene Fastenarzt die eigentliche Fastenkur beendet und sie über das Fastenbrechen in den Aufbau hinüberleitet. Denn das Fasten über 60, 70 Tage auszudehnen, hieße, möglicherweise existentiell notwendige Eiweißvorräte anzugreifen.

53

Weit eher kann die individuelle Gewichtsabnahmekurve mit einiger Zurückhaltung eine Art nachträglicher Diagnose ermöglichen, indem sie Auskunft gibt über den noch verborgen gewesenen Krankheitszustand, in dem Sie die Kur begannen.

Optimismus ist Genesungswille

Optimismus ist Genesungswille, er gehört zu den entscheidenden Triebfedern der Gesundung. Lassen Sie sich daher in Ihrer optimistischen Grundhaltung nicht durch den Gang zur Waage — wenn das Ergebnis einmal nicht Ihren Erwartungen entsprechen sollte — erschüttern. Sie haben keinen Grund hierzu!

Hinzu kommen Schwankungen, die ganz einfach durch den Ablauf des Fastens bedingt sind. So erhalten Sie an den Sonn- und Feiertagen keinen Einlauf und keine Leberpackung, infolgedessen könnte einmal am nachfolgenden Tag der Grad der Gewichtsabnahme geringer sein als sonst. Dergleichen Geringfügigkeiten dürfen nie auf Ihre Stimmung einwirken!

Heilende Seelenführung durch den Arzt

Neben der optimistischen Einstellung des Patienten ist auch die rechte seelische Haltung bzw. deren heilende Seelenführung durch den Arzt wichtig. Kommt es während der Behandlung zu Krisen und Beschwerden (die auftretenden Beschwerden sind als positive Reaktionen aufzufassen), so sollten Ihnen diese keine Sorgen bereiten. Sie geben sie dem Arzt bekannt.

Alte Leiden können sich noch einmal melden

Es ist eine ihm wie auch dem erfahrenen Fastenpatienten geläufige Tatsache, daß oft alte, vermeintlich längst erledigte Leiden sich kurz noch einmal melden können, der Reihenfolge nach, wie sie früher abliefen, gleichsam wie ein rückwärts gedrehter Film. Erst dann werden die alten Krankheitsreste überwunden, nachdem manche im geheimen schwelend nur überdeckt waren.

Keine Depressionen!

Es liegt nahe, daß in solchen Krisenphasen auch die Stimmung depressiv sein kann. Das aber läßt sich vermeiden, ja ins Gegenteil umkehren, wenn man den biologischen Sinn derartiger Vorgänge wirklich versteht. Im letzten Drittel der Fastenzeit etwa herrscht eine gehobene Stimmungslage vor.

Frösteln	Lassen Sie sich nicht verdrießen, wenn Sie während des Fastens leicht frösteln oder gar frieren. Der Fastende ist wärmebedürftiger als sonst. Das (kalte) Freibad sollte während der stationären Behandlung nur nach Rücksprache mit dem Arzt besucht werden, denn der plötzliche massive Wärmeentzug im kühlen Bad kann zur Unterkühlung und zur Ohnmacht führen. Die zur Verbrennung Ihrer Stoffwechselschlacken nötige Wärme wird innerlich verbraucht.
Homöopathie	Was Ihnen an *arzneilicher* Unterstützung zuteil werden kann, geschieht — wenn es notwendig ist — zumeist aus dem Heilschatz der Homöopathie Samuel Hahnemanns. Wir erleben es immer wieder, daß Menschen, deren Reaktionsfähigkeit infolge Medikamentenmißbrauchs oder nach stark dosierten Röntgen- bzw. Radiumbestrahlungen daniederlag, während des Fastens die Ansprechbarkeit ihres Organismus auf biologische, homöopathische Feinreize zurückerlangen. So ist denn der Homöopathie hier ein besonders geeignetes Wirkungsfeld gegeben.
Wasserausscheidung	Wird die Wasserausscheidung während des Fastens geringer als die erforderliche tägliche Norm, so können wir das durch Arznei aus der Goldrute *(Solidago virgaurea)* und bei wirklicher Herzschwäche mit z. B. Cynosid compositum günstig beeinflussen.
Herzklopfen	Das Herzklopfen beunruhigt Sie beim Fasten? Das Herz arbeitet nach wie vor unverändert wie zu Beginn, eher sogar noch besser, da sich die Durchblutung und Stoffwechselsituation des Organs bessert, wie im Hunderten von EKGs nachgewiesen. Aber das Herzklopfen stört insbesondere in der Nacht! Ihnen wird durch *Crataegus oxyacantha* (aus dem Weißdorn) geholfen, bei zusammenschnürenden Herzangstgefühlen mit *Cactus grandiflorus D 4* (vielleicht noch besser durch das Kombinationsmittel der homöopathischen „Goldtropfen").
Schlaflosigkeit	Die angeregte Schlaflosigkeit mit Gedankenzufluß wie unter Bohnenkaffeewirkung weicht prompt nach *Coffea C 30*. Die störende, aber nicht qualvolle, geschäftige Unruhe der Beine, die den Schlaf hindert, verschwindet

ebenso prompt auf eine Gabe von *Zincum metallicum C 30.* Sie sehen an diesen ausgewählten Beispielen, wie die Homöopathie die Fastenkur in ihrem Verlauf zu korrigieren vermag.

Die Seele wird wieder empfindsam

Nicht nur der Körper reagiert sensibel auf das Heilfasten. Dasselbe gilt von der Seele. Auch sie wird wieder empfindsam für Feinstes, Leisestes. Auch in ihr kommt es zu Ausscheidungen, neuem Bilanzziehen und entscheidenden Selbstbegegnungen. Sollten wir uns wundern, wenn die Neuwerdung des Körpers nicht auch — heilsame — Wirkungen für die Seele bringt?

Schlaflosigkeit

Sie kann ohne ärztliche Beratung und Hilfe im Fasten gelegentlich zu einem vorübergehenden Problem werden.

Die durch die Heilbehandlung gesteigerte Sensibilität des Körpers und der Seele, die größere Empfindlichkeit selbst auf feine Reize, begleitet uns durch das Heilfasten. Seien Sie daher nicht ungnädig, nicht unwirsch, wenn Sie über die Schlaflosigkeit hinwegzukommen haben. Tat-

Schlafbedürfnis verringert sich während des Fastens

sächlich verringert sich das Schlafbedürfnis während des Fastens. Sobald Schlaflosigkeit auftritt, sollte man jeglichen Kaffee als auch den asiatischen Tee fortlassen und durch ein geeigneteres Getränk ersetzen.

Sie sollten nicht nach Schlafmitteln rufen, sondern diese Heilmaßnahme des inneren Arztes werten: Nutzen Sie in solchen Nächten die Gelegenheit, einmal mit sich selbst tief ins Gespräch zu kommen. Sie haben so die Chance, die Schlaflosigkeit als Teil der gesamten Behandlung richtig zu verstehen und für sich auszuwerten.

Problem Zeit

Häufig hört man die Versicherung, daß es an Zeit mangele. In der Tat haben viele moderne Menschen selbst für ihren eigentlichen, ihren inneren Menschen entweder zu wenig Zeit, oder sie nehmen die Gelegenheit nicht wahr, mit sich selbst in der Stille Zwiesprache zu halten. Sie greifen ständig nervös nach irgend etwas: dem Radio- oder Fernsehstellknopf, einem Roman, einer Illustrierten oder einer Zigarette. Sie fliehen gewissermaßen vor sich selbst. Vielleicht wollen sie das Gefühl, mit sich selbst schon in schlechter Gesellschaft zu sein, überdecken.

Die vielen neurotischen Schlafstörungen kommen häufig von der friedlosen, nervösen Selbstentfremdung, der chronischen geistigen Unterernährung, den unverarbeiteten Lebensproblemen. Nur ein Wesen auf der Erde — nämlich der Mensch — ist in der Lage, die Verzweiflung und Einsamkeit einer schlaflosen Nacht für sich fruchtbar und schöpferisch werden zu lassen.

Das Grundgeheimnis des Schlafens ist weit weniger ein medizinisch-pharmakologisches als vielmehr ein geistiges Problem des modernen Menschen. Dem willensbetonten Managertum setzt der Schlaf eine Grenze. Hier kann man selbst mit aller Willenskraft nichts machen. Freilich gibt es chemotherapeutische Schlafmittel. Vor ihrem regelmäßigen Gebrauch wird jedoch allgemein

Jeder muß seinen eigenen Weg des Schlafenlernens finden

gewarnt. Ein jeder muß *seinen* Weg des Schlafenlernens finden. Kommandieren oder Herbeiwollen kann man den Schlaf nicht. „Süßer Schlaf, du kommst unerbeten, unerfleht am willigsten...!", heißt es in Goethes Egmont. Nur derjenige kann entspannt, genesend und erholsam schlafen, der sich selbst am besten zu erlösen vermag und das allzu strapazierte Ich in Urlaub schickt, ins Land der Phantasie, der Träume, während der Leib vorübergehend in einen pflanzenhaften Urzustand zurückkehrt.

Wenn wir uns diese Zusammenhänge vor Augen halten, dann wird uns klar, daß für den Schlaf im Grunde

Für einen guten Schlaf muß man mit sich selbst ins reine kommen

dieselben Voraussetzungen gelten, wie wir sie bereits vorher für das Atmen besprachen. In unserer westlichen Industriegesellschaft muß die Mehrzahl der Menschen den rechten Schlaf wieder erlernen. Hierzu ist es notwendig, mit sich selbst erst einmal ins reine zu kommen, eine innere Flurbereinigung durchzuführen. Nutzen Sie hierfür eine schlaflose Nacht in sinnvoller Weise. Lassen Sie zum Einschlafen Ihre Gedanken vagabundieren!

Und lassen Sie mich Ihnen ferner jetzt einige kurzgefaßte Regeln über die Schlaflosigkeit sagen, die ein Gutteil der Lebenskunst sind. Sprechen Sie mit Ihrem eigenen Innenmenschen etwa in folgender suggestiver Form:

Regeln über die Schlaflosigkeit

● Behandle auch dich und deine Sorgen mit ebenderselben Güte und Großzügigkeit, die du anderen gerne erweist.

● Nutze die stillen Augenblicke des Tages für deine Sorgen, aber nicht die Zeit vor dem Einschlafen, und trage sie nicht noch in den Schlaf hinein.

● Freue dich schon 1—2 Stunden vor dem Zubettgehen auf den Schlaf. Denke nicht: Es wird ja wieder so werden wie gewohnt. Stelle dir vielmehr voller Freude den köstlichen Schlaf vor, der nun kommen wird. Er kommt gewiß!

● Wasche dich kurz kühl ab — erfrische dich dadurch! Besser: Nimm ein kühles Fuß- bzw. Beinbad (Kneipp).

● Öffne das Fenster und atme eine kurze Zeit tief in der kühlen Abendluft, die deinen Körper wohlig umgibt.

● Dann lege dich ins Bett — je nach deiner Erfahrung mit bloßem Körper von Leinen und Zusatzdecken gedeckt oder in eine Wolldecke eingehüllt. Vielleicht helfen auch noch zusätzlich feuchte Wadenwickel (Kneipp, Prießnitz) — das mußt du selbst herausfinden. Deine Sorgen hast du ja mit der Kleidung voller Vertrauen abgelegt. Laß die Sorgen, Ärgernisse darin stecken . . . abgelegt mit den Kleidern.

● Lache befreit darüber, lache, lächle: Humor, innere Überlegenheit ist ein Zeichen inneren Abstands, der Gesundheit, der Überlegenheit. Der nächste Tag wird's bringen.

Gegenmächte sind am Werk

Selbstverständlich fordert das Leben von uns machen Tribut. Aber wir dürfen getrost wissen: Es gibt kein Suchen ohne Versuchung, keine Führung ohne den Verführer. Immer sind auch Gegenmächte am Werk, wenn ein Suchender unterwegs ist. Geirrt und gefehlt zu haben, ist nicht schlimm. Aber wir haben uns ja unablässig und aufrichtig bemüht, nicht in Irrtum und Fehlern steckenzubleiben. Ein Dichter sagte einmal, dieses Leben bringe Freude und Irrtum, Gutes und Böses, Wohlklang und Disharmonie; aber wir dürfen voller Glück wissen, daß in der himmlischen Partitur, die auch über unser persönliches Leben geschrieben ist, längst alle Disharmonien in Wohlklang aufgelöst sind. Nichts endet in Disharmonie — alles mündet ein in Friede, Harmonie und Geborgenheit.

Das sind die Gedanken vor dem Einschlafen. Man spürt voller Wohlbehagen die gelöste natürliche Schwere der Gliedmaßen. Alles ist entspannt, entkrampft, gelockert und gelöst. Es heißt nicht: Ich will schlafen! Der gesunde Schlaf, Gnade und Geheimnis zugleich, läßt sich nicht kommandieren. Kein Schafezählen, das spannt an und hält wach. ICH schlafe? Nein! Denn es wird derjenige am besten schlafen können, der sich im Einschlafen am besten von dem überstrapazierten Ich zu lösen vermag: Das Ich ist in den Nachen vagabundierender Phantasie gestiegen, wandelt in der Vorhalle des Traums — nicht Ich schlafe, ES SCHLÄFT MICH, TRÄGT MICH, TRÄUMT MICH — denjenigen, der sich voller Hingabe dem gnadenvollen Urphänomen erquickenden Schlafs anvertraut.

Der Schlaf läßt sich nicht kommandieren

Ein Hymnus und ein Dankopfer sei jeglichem erholsamen, gnadenvollen, entspannenden, erlösenden Schlaf gewidmet, der die Seele froh macht und das Gehirn geschmeidig für die Aufgaben des folgenden Tages. Im Schlaf dürfen wir uns dem kosmischen Gesetz allen Lebens anheimgeben. Denn aus den Gesetzen der göttlichen Weltordnung werden wir nicht gestürzt. Wir fallen nur in den Mittelpunkt allen Sehnens hinein.

So freuen wir uns schon, wenn wir uns zum Schlafen rüsten, über Sinn und Wohltat des Rilke-Gedichts aus seinem Stundenbuch:

Rilke-Gedicht

„Wenn etwas nur vom Fenster fällt
(und wenn es selbst das Kleinste wäre),
wie stürzt sich das Gesetz der Schwere
gewaltig wie ein Wind vom Meere

59

auf jeden Ball und jede Beere
und trägt sie in den Kern der Welt.
Ein jedes Ding ist überwacht
von einer flugbereiten Güte
wie jeder Stein und jede Blüte
und jedes kleine Kind bei Nacht."

Wie lange soll man fasten?
Der Zeitplan

Diese Frage liegt ohne weiteres auf der Hand. Sollten im Rahmen der Gegenanzeigen des Fastens keine Einwände geltend gemacht werden, so mag man nach folgender Faustregel verfahren:

Es sollte um so länger gefastet werden, je mehr die Krankheit in der Konstitution des Patienten verankert ist und je hartnäckiger chronisch sie sich darstellt.

Zugrunde gelegt werden müssen selbstverständlich die Ergebnisse der ärztlichen Untersuchung und die des Laboratoriums. Die Dauer von 14 Fastentagen sollte möglichst nicht unterschritten werden, und über ein 30tägiges Fasten werden wir kaum hinausgehen wollen. In seltensten Fällen werden wir bis zu 40 Tagen fasten.

Möglichst nicht unter 14 Tagen

So wird die individuell ermittelte Dauer vom Arzt mit dem Bleistift notiert. Je nach Verlauf der Behandlung sind — falls erforderlich — Zeitanpassungen möglich. Hier obliegt es der ärztlichen Beobachtungsgabe, der Erfahrung und auch dem therapeutischen Sinn, die Verordnung nach dem bisherigen Verlauf und den individuellen Voraussetzungen des Patienten und, last not least, nach seiner verfügbaren Zeit zu richten. Doch grundsätzlich ist der Maßstab die Reaktionsfähigkeit des Patienten und der jeweils erreichbare Erfolg.

Je nach Verlauf der Behandlung sind Anpassungen möglich

Der Patient muß wissen, daß der Zeitplan kein unabänderlicher Richterspruch sein kann.

Nur wer über geringe Fastenerfahrungen verfügt, sucht

nach objektiven Zeichen des sogenannten Ausgefastet-
seins (die nur schwer aufzufinden und zu deuten sind),
um daraus auf den rechten Zeitpunkt des Fastenbrechens schließen zu können. Selbst bei 40, 48 und gar auch
52 Fastentagen sieht man beispielsweise die Zunge
immer noch belegt. Allerdings verschwindet manchmal
aus noch nicht klar erkennbaren Gründen der Zungen-
belag während des Fastens vorübergehend, um dann
wieder zu erscheinen. Ebensowenig erlauben uns das
äußere frische Aussehen, der klar gewordene Harn oder
das Zurückgehen der Krankheitsanzeichen usw. immer
einen Rückschluß auf das sog. Ausgefastetsein.

Mit der bereits erörterten Fastendauer, nämlich mindestens 14, nach Möglichkeit 21 Tage, wird man immer
günstig liegen. Der Übergang vom Fasten zum Hungern
liegt etwa zwischen dem 50. und 60. Fastentag. Dieser

Übergang vom
Fasten zum Hungern
Übergang ist fließend; er besteht etwa darin, daß die
wegzufastenden Krankheits- und Schlackenstoffe jetzt
tatsächlich beseitigt sind und nun der fastende Organismus beginnen könnte, seine eigenen gesunden Gewebe
und Organe anzugehen. Es wird praktisch unmöglich
sein, den Zeitpunkt dieses Übergangs vom Fasten zum
Hungern exakt festzustellen.

Längste
Fastendauer: 75 Tage
Das längste Fasten, das ich genauestens vom ersten bis
zum letzten Tag überwacht habe, betrug 75 Tage. Es
handelte sich um eine Patientin mit Schilddrüsenüberfunktion und vegetativ-nervösen Störungen bei Übergewicht. Sie blühte im Fasten auf und wollte selbst am 60.
Tag nicht aufhören.So konnten wir die Fastenzeit um
zusätzlich besagte 15 Tage ausdehnen.

Wann brechen wir das Fasten ab?

Erfahrung des Arztes
Nur die Erfahrung des Fastenarztes kann das Ende des
Fastens festlegen. Selbst bei gut vertragener Behandlung
können gelegentliche Zwischenfälle den Arzt dazu bewe-

Volumenmangel

gen, das Fasten vorzeitig abzubrechen. Das ist freilich selten der Fall.

Aus irgendwelchem Grund, sei es aus psychosomatischen oder vielleicht schilddrüsenbedingten Umständen (man sollte auch an Volumenmangel denken), steigt der Pulsschlag auf über 120 pro Minute an. Volumenmangel nennt man eine Verminderung der zirkulierenden Blutflüssigkeitsmenge mit einer Bluteindickung, eine häufige Folge von Flüssigkeitsverlust (im regelrechten Fasten nie beobachtet) oder — eher zu beobachten — von zu geringer Flüssigkeitsaufnahme. Ich erinnere: 2½—3 Liter Getränke pro Tag sind Pflicht! Ist keine Neigung zur Normalisierung gegeben, wird die Behandlung unter gleichzeitiger Gabe von Aconit C 30 und Baldriantinktur abgebrochen mit stufenweisem Diätaufbau und Aussprache mit dem Arzt.

Rübensirup

Die gelegentlich beim Fasten auftretenden, durch Absinken des Blutzucker- oder Blutkalkspiegels bedingten Zustände sprechen prompt und wirksam auf eine geringe Menge echten Rübensirups an, der in einem Becher heißen Wassers aufgelöst wird.

In Abwandlung eines bekannten englischen Sprichworts können wir sagen: Selbst ein Narr kann fasten, aber nur ein Weiser kann richtig fastenbrechen und nach dem Fasten richtig aufbauen!

Durch die Gewissenhaftigkeit des Fastenbrechens, durch die Art und die Diät des stufenweisen Aufbaus wird entschieden, ob sich die Behandlung zum Erfolg oder Mißerfolg gestalten wird.

Mindestens
5 Tage Aufbauzeit

Die anschließende Aufbauzeit sollte mindestens 5 Tage, nach Möglichkeit länger beobachtet werden. Eine quantitative und qualitative allgemeine Mäßigung bei der ärztlich verordneten und überwachten ansteigenden Aufbaukost ist wesentlich. Der Fastenleiter kann seinen Patienten nach der Behandlung etwa die folgenden Diätvorschriften und allgemeinen Richtlinien geben, die durch den zusätzlichen Verzicht auf Tabak- und Alkoholgenuß unterstützt werden.

Diätplan für die Aufbau- und Nachfastentage

Frischkost ist wichtigste Aufbauspeise

Sie sollten wissen: Die wichtigste Aufbauspeise besteht aus Frischkost, die bereits 10 Minuten nach der Zubereitung an Vitaminwert abnimmt! Halten Sie deshalb die Tischzeiten möglichst pünktlich ein.

Art, Zusammenstellung und Menge der gereichten Speisen sind das Ergebnis vieljähriger Erfahrung und Überlegung. Die servierten Portionen sind Maximalmengen, sie dürfen je nach Sättigungsgefühl unterschritten, keinesfalls aber überschritten werden. Das Ziel der Mahlzeit eines Aufbautags ist, nicht unbedingt satt zu werden (darum häufig 800 Kilokalorien im Aufbau)!

Nicht zu reichlich essen!

Viele im Aufbau befindliche Patienten essen während dieser Zeit zu ihrem eigenen Schaden zu reichlich, außerdem auch noch gelegentlich zusätzlich qualitativ falsch; bei Besuchen in Cafs, Restaurants oder auf Ausflügen wird gelegentlich „gesündigt" um im Fastenjargon zu sprechen. Dazu zählen selbstverständlich auch Tabakgenuß, Bohnenkaffee, das „Nebenbeiessen" von Torten, Schlagsahne und Süßigkeiten.

Alle Speisen außer denjenigen der hier verabreichten Kostform sind für Patienten, die das Fasten beendet haben, bedenklich und daher ärztlich verboten.

Die Wiedereinstellung des Organismus auf eine gesunde Ernährungsfunktion muß liebevoll und in kluger, ansteigender und mäßiger Weise geschehen. Niemals sind die vom Arzt gegebenen Eßregeln wichtiger als gerade in

Langsam und gründlich essen!

dieser Aufbauzeit: Langsam essen, nicht viel reden; jeder Bissen muß bewußt und gründlich gekaut und eingespeichelt werden.

Die Aufbautage nach dem Fastenbrechen sind also keineswegs ein Entlassenwerden in die alten Fehler der Lebensweise, sondern sie sind bis mindestens in die kommenden Wochen hinein noch immer eine Verant-

63

wortung erfordernde Nachbehandlungszeit. Sie stellen sonst Ihren Behandlungserfolg in Frage!

Das Fastenbrechen

1 Apfel

Nach langjährigen Erfahrungen hat sich ein frischer Apfel als die endgültige und beste Form erwiesen, um das Fastenbrechen einzuleiten. Seine organischen Spurenstoffe werden dem Organismus in der naturgegebenen und ungeschmälerten Form übermittelt, wobei Pektin und dem Kerngehäuse bekanntermaßen eine die Darmbewegung fördernde Funktion zukommen. Bedingungen: Der Apfel muß ungeschält sein und mit dem Kerngehäuse gegessen werden. Und er muß aufs sorgfältigste gekaut werden. Sollte die Kauleistung des Gebisses oder der Prothese nicht ausreichen, so lassen Sie sich den frischen Apfel unmittelbar an der Tafel reiben und essen ihn sofort in dieser Form unter gutem Kauen und Einspeicheln.

Der Fastenbrecher tut gut daran, sich nach dieser feierlichen Rückgliederung in die Gruppe der Esser in sein Zimmer zurückzuziehen und mit einer Wärmflasche auf dem Bauch zu ruhen. Das ist die beste Gelegenheit, wichtigen Gedanken nachzuhängen und auch — spätestens jetzt — gute Vorsätze für eine sorgsame Einhaltung der Regeln gesunder Ernährung zu fassen, die zumindest lauten sollen:

Regeln

- Wenig essen, jede Mahlzeit mit Obst, Salat oder Rohkost beginnen.
- Langsam essen, gut kauen und gut einspeicheln.
- Nicht zum Essen trinken (nach dem Essen aber reichlich), nicht viel reden. Letzteres führt häufig zur Aerophagie, dem Luftschlucken mit folgenden Bauchschmerzen.
- Sich an jedem Bissen freuen und rechtzeitig aufhören, wenn das Hungergefühl gestillt ist. Denn nicht Hunger macht dick, sondern der nach des Hungers Stillung noch weiter bestehende Appetit, die Lust am Essen.

Ärztlich verordnete
Aufbaukost

Ausdrücklich ist zu betonen, daß es sich um eine *ärztlich verordnete Aufbaukost* handelt. Auf Appetitlaunen kann keine Rücksicht genommen werden. Berechtigte Einwände gegen einzelne Gerichte oder gegen die Gesamtzusammenstellung (gegebenenfalls aus gesundheitlichen Rücksichten besonderer Art) sind nach Aushändigung dieses Diätplans rechtzeitig mit dem Arzt zu besprechen. Die ärztliche Leitung behält sich Änderungen dieses Diätplans vor. Wir modifizieren je nach den Erfordernissen des einzelnen Patienten. Mithin ist das Folgende nur als allgemeine Empfehlung zu betrachten.

Diätplan

Fastenbrechen:
morgens 1 Apfel; 1 Apfel für den Nachmittag; abends: schlichte Kartoffelsuppe mit frischen Kräutern.

1. Aufbautag (haben Sie die obenstehende allgemeine Einführung genau gelesen?):

Am Bett:
Pflaumen oder Feigen (eingeweicht und gequollen).

Frühstück:
„Vierwinde"-Tee (Kneipp, schmackhaft und gegen Aufblähung), Müsli (Getreide, Getreidekeime), 3 Äpfel für den Tag (sollen nicht im Zusammenhang mit den Mahlzeiten gegessen werden, sondern dienen als kleiner Imbiß zwischen den Mahlzeiten).

Mittag:
Frischsalat, rohe Karotte zubereitet, Kartoffelbrei

Nachmittag:
(von der Station des Hauses) „blonder" Schwarztee mit Milchzucker oder Honig, 1 Knäckebrot mit Honig.

Abend:
Frischobst (z.B. Apfel, Banane oder Apfelsine), 10 Gramm Butter, 1 Graham- und 1 Knäckebrot, Hagebuttentee, 100 g Quark.

Erläuterungen:
Wer seine Gewichtszunahme in Grenzen halten will, tut gut daran, sich im Genuß von Brot und Butter zurückzuhalten. Wer an Schlaflosigkeit leidet oder leicht nervös überreizbar ist, sollte Schwarztee vermeiden und sich statt dessen deutsche Teesorten bestellen: Brombeerblättertee, Apfelschalentee, Hagebuttentee. Die deutschen Haustees sind bekömmlich, ja, eher noch als der Schwarztee gesundheitsförderlich, wenngleich sie im langläufigen Vorurteil meist zu Unrecht als nicht „hoffähig" angesehen werden. Aber sie werden neuerdings wieder „entdeckt", wieder hochgeschätzt.
Noch etwas: Durch das Fasten wird der Stoffwechselumsatz geringer; wer mehr als zunächst 800 kcal ißt, wandelt das Zuviel in Depotfett um, d.h., nur sehr langsam auf annähernd „normale" Kost übergehen.

2. Aufbautag:

Am Bett:
Pflaumen oder Feigen (eingeweicht).

Frühstück:
Müsli, Butter, Graham- und Knäckebrot bzw. Vollkornbrot eigener Herstellung, 1 Tasse Buttermilch, 3 Äpfel (und etwa 12 Haselnüsse für den Tag).

Mittag:
Salat, Karotten in Butter, ungeschälter Reis, 1 Schälchen Quark als süße Nachspeise.

Nachmittag:
Butter, Knäckebrot, Tee.

Abend:
Tomaten- und Kopfsalat, Graham- und Knäckebrot bzw. Vollkornbrot eigener Herstellung, Butter, Magerkäse, Hagebutten- oder Zitronenmelissetee (nur wenig Brot!).

3. Aufbautag:

Am Bett:
Pflaumen oder Feigen (eingeweicht).

Frühstück:
Butter, Waerland-, Graham-, Knäckebrot bzw. Vollkornbrot, Fruchtaufstrich zum Brot, 1 Tasse Buttermilch, 3 Äpfel und etwa 12 Nüsse für den Tag (von allem nur wenig!), 1 kleines Müsli.

Mittag:
große Rohkostplatte mit etwas Zwiebeln, 2 Pellkartoffeln, 20 g Butter, 1 satte Dickmilch.

Nachmittag:
Knäckebrot, Butter, Honig, Tee (hell).

Abend:
Frischobst, Naturvollwert-Hirseauflauf (schmackhaft zubereitet), Quark mit Gewürzkräutern, Graham-, Waerlandbrot oder Vollkornbrot eigener Herstellung, 10 g Butter.

4. Aufbautag:

Am Bett:
Pflaumen oder Feigen (eingeweicht).

Frühstück:
Müsli, Waerland-, Grahambrot oder Vollkornbrot eigener Herstellung, 10 g Butter, Honig, Fruchtaufstrich, 1 Tasse Buttermilch.

Mittag:
Karottenrohkost mit Frischsauerkraut oder grüner Salat mit Frischsauerkraut, Suppe in der Tasse, Kartoffeln und Gemüse, Quarksüßspeise als Nachtisch. Obst und Nüsse für den Nachmittag.

Abend:
grüner Salat oder Rohkost, italienischer Salat mit Majonnaise, Waerland-, Grahambrot mit Käseplatte und etwas Butter, deutscher Tee nach Wunsch.

5. Aufbautag:

1. Vollkosttag, modifiziert je nach Jahreszeit; siehe Wochen-Speiseplan, der täglich im Speisesaal ausgelegt und je nach Jahreszeit geschrieben wird.

Nachwort:

Ungeschälter Reis

Der *ungeschälte Reformreis* wird mit voller Absicht gereicht. Vom ungeschälten Reis her begann die für die moderne Ernährungsforschung maßgebende Erkenntnis der Vitamine. Die Unsitte, das Reiskorn (wie auch das Getreidekorn überhaupt) zu schälen, weil es dann schneeweiß aussieht, ließ nach ihrer Einführung Millionen Menschen, hauptsächlich in Asien, an den schwersten Vitaminmangelschäden (z. B. Beriberi) erkranken. Nur das ungeschälte und ungebleichte Reiskorn gewährleistet den vollen gesundheitlichen Wert. Es ist für uns selbstverständlich, daß wir auch gegen alle überholte „Hausfrauenvorurteile" nur vollwertige Kost reichen.

Meersalz

Statt des Kochsalzes verwenden wir nur *Meersalz*. Dieses enthält nämlich sämtliche mineralischen Gegenspieler (wie Kalzium, Kalium u. a.) des in der reinen Form schädlichen Minerals „Kochsalz" (Natriumchlorid). Außerdem sind im Meerwasser noch eine Vielzahl lebenswichtiger Spurenelemente enthalten. Das „mineralische Universum" Meersalz ist zur milden Salzung im allgemeinen ungefährlich.

Patienten mit Stuhlverstopfung

Das aufgeführte Diätschema kann und soll nur allgemeine Anhaltspunkte geben. Die Aufbaukost muß individuell auf den einzelnen Krankheitsfall abgestimmt werden. Patienten, die zur Stuhlverstopfung neigen, bedürfen einer besonderen Überleitung. Ich empfehle, ihnen etwa vom 1. Nachfastentag an frühmorgens in Wasser aufgeweichte, aufgequollene, kleingehackte, ungeschwefelte Pflaumen oder Feigen zu geben. Auch das Pflaumen- oder Feigenwasser muß getrunken werden. Zu den Mahlzeiten empfehle ich 1—2 Eßlöffel frisch gemahlenen Leinsamen. Auch eingeweichte Backpflaumen erweisen häufig gute Dienste. Denn meist ist es der Motor des Magen-Darm-Gebiets, der noch nicht recht anspringen will; mit Müdigkeit, Völlegefühl und Aufgeblähtsein, Arbeitsunlust und Gliederschwere verbringt der eine oder andere Fastenpatient dann die ersten 2—3 Aufbautage, wenn er nicht sorgfältig gekaut und eingespeichelt hat.

Straffe ärztliche Führung ist erforderlich

Auch wenn noch leichte erinnernde Mahnungen an die Krankheitstage auftreten können (leichte, vorübergehende Rückerinnerungen, meist dann, wenn die Fastenzeit relativ kurz war), so gehen sie in der Regel bald vorüber. Mit Roedern und homöopathischen Arzneien sind die Aufbautage gut zu steuern. Denn besonders in den Nachfasten- und in den Aufbautagen ist die straffe ärztliche Führung erforderlich. Während der Patient etwa im letzten Drittel der Fastentage überwiegend froh gestimmt war, so erlebt er gelegentlich in den Tagen des

Rückstoßkrise

Aufbaus Beschwerden einer sogenannten „Rückstoßkrise", wie wir bereits besprachen.

Weder den Arzt noch den Patient dürfen leichtere Rückstoßerscheinungen am Enderfolg zweifeln lassen. Hier heißt es wirklich: Bange machen gilt nicht! Die im Scheiden begriffenen Dämonen der Krankheit schütteln aus der Ferne noch einmal die Faust. Und sollte nach dem Fasten noch ein Krankheitsrest zurückbleiben: Man darf nicht ängstlich sein. Denn auch der Rest verliert sich meistens unter der Nachwirkung des Fastens und dem guten Einfluß vernünftiger Lebens- und Ernährungsweise. Und eine Wiederholung im nächsten Jahr steht ja schon auf Ihrem Plan.

Mit einer gewissen Ungeduld warten vor allem diejenigen Patienten, die zu einer chronischen Stuhlverstopfung neigen, auf den ersten Stuhlgang nach dem Fasten. Man muß ihnen suggestiv die panische Furcht ausreden, denn der Darm beginnt normalerweise vom 3. oder 4. Tag an spontan zu „funktionieren". Es empfiehlt sich allerdings gelegentlich, den ersten, häufig verhärteten Stuhl durch einen Einlauf zu entfernen.

Etwa 1,5 kg Gewichtszunahme

Mit einer Gewichtszunahme von etwa 1,5 kg (kaum mehr!) nach dem Fasten muß man rechnen. Denn soviel wiegt durchschnittlich die Menge einer Darmfüllung. In zunehmendem Maße wachsen in den Aufbautagen Lust und Interesse des Patienten für sein Wiedereintreten in die Berufsarbeit.

Ärztliche Abschluß-untersuchung

Etwa am 7. Aufbautag erfolgt die *ärztliche Abschlußuntersuchung und -beratung.* Mit wiedererwachter Leistungsfähigkeit und Arbeitslust reist der durch das Fasten gereinigte Mensch ab, seinen individuell zugeschnittenen „Ordnungsplan" für die künftige Lebens- und Ernährungsweise in der Tasche und im Sinn.

„Ambulantes Fasten"?

Sehr häufig wird die Frage gestellt, ob es unbedingt der Aufnahme in ein Krankenhaus oder in eine Fastenklinik oder in ein Sanatorium bedürfe, um zu fasten.

Ambulantes Fasten ist riskant

Der Fastenarzt muß jedoch generell von einem ambulanten Fasten abraten, denn dies ist riskant. Verschiedene Zwischenfälle können den Patienten und seinen Arzt, der die Verantwortung für das ambulante Fasten übernimmt, unangenehm überraschen. So treten zum Beispiel mitunter und vorwiegend im 1. Drittel depressive Zustände auf, die eines besonderen seelischen Zuspruchs bedürfen. Steinkoliken, Angina-pectoris-Anfälle oder irgendwelche Herzempfindungen melden sich, bei ohnehin zu niedrigem Blutdruck könnte es eine Blutunterdruckkrise geben, vielleicht treten noch aus dem Absinken des Blutkalkspiegels herrührende Zustände und andere Alarmsituationen im Fasten sehr plötzlich auf. Sie bringen den Patienten und seine meist ratlose Umgebung in arge Angst und Verwirrung.

Hausarzt kann
überfordert sein

Wird bei einem ambulanten Fasten der vielbeschäftigte praktische Arzt, wird der Hausarzt zu jeder Tages- und Nachtzeit sofort benachrichtigt werden und dann auch zu Stelle sein können? Wird er über so viel Zeit vor Beginn und während des Fastens verfügen, um jeden einzelnen Fastenpatienten eingehend über Sinn, Zweck und Technik dieser Behandlung unterrichten zu können? Denn der ambulante Fastenpatient muß ja inmitten des Entstehungsmilieus seiner zu behandelnden Krankheit fasten, bisweilen von mehr oder weniger verständnislosen Familien- und Hausgemeinschaftsmitgliedern umgeben. Wird er innerlich stark genug sein, ihrem Einfluß in den schwachen Momenten erfolgreich widerstehen zu können?

Wie soll der Arzt einen ambulant fastenden Patienten ausreichend und stets alarmbereit überwachen können, damit stärkere Reaktionen oder Befindlichkeitsänderungen wie auch eventuell andere mögliche Beschwerden nicht den guten Erfolg gefährden? In einer Fastenklinik ist stets ein fastenerfahrener Arzt zur Stelle.

Der Fastende verfolgt, wie wir bereits hörten, gedanklich oft deutlich seine frühere Krankheitsgeschichte, die durch das Fasten ja abgeschlossen werden soll. Wer sieht nicht ein, daß in einer speziellen Fastenklinik, umgeben von Mitfastern, die seelischen und körperlichen Umstände des Fastens viel leichter zu ertragen sein werden?

Pflegerische
Erfordernisse

Außerdem wollen wir nicht noch zu ausführlich von den pflegerischen Erfordernissen sprechen, die während des Fastens pünktlich, routinemäßig ablaufen müssen, von den Einläufen, den verschiedenen Tees und anderen Getränken, von der Leberpackung oder von den häufig notwendigen zusätzlichen Behandlungsmaßnahmen, die nur klinisch durchzuführen sind. Kurz, die gesamte Atmosphäre einer Fastenbehandlung trägt sehr wesentlich zum guten Gelingen des Heilfastens bei.

Also: Nur selten wird ein Patient mit Erfolg ambulant fasten können. Ein weiter Weg ist bis zu einer allgemeinen Verbreitung von Fastenkliniken noch zurückzulegen. Und man kann zwischenzeitlich viele Fehler machen. So müßte man zum Beispiel in Krankenhäusern unbedingt darauf achten, daß man einzelne Fastenpatienten nicht mit Kranken in größere Zimmer oder gar in Krankensälen zusammenlegt. Fastenpatienten sollten unter sich sein.

Daher bedarf die Heilfastentherapie steter Überwachung, einer zuversichtlichen, guten Atmosphäre und freiwilliger Disziplin, die sich der Fastende freiwillig zum Zweck seiner Gesundung gerne auferlegt.

Patient benötigt Schonung

Der Fastenpatient benötigt weitgehendste Schonung, denn der Fastende ist in ganz besonderer Weise sensibilisiert — er bewegt sich gewissermaßen ein wenig in einem metaphysischen Raum, demzufolge umgibt der Fastenleiter seine Patienten mit freundlicher, zuversichtlicher und stärkender Fürsorge und sucht darauf hinzuwirken, daß die Gespräche positiven Inhalts sind. Negatives schadet allen, sowohl denjenigen, von denen es ausgeht, als auch den Zuhörern, bei denen es leicht zur seelischen Verwundung (sog. psychisches Trauma mit folgender Schlaflosigkeit) oder jedenfalls zu einer psychischen Belastung werden kann. Daher lautet ein Gesetz: Nicht über die Krankheit sprechen — nur beim Arzt.

Fasten

Wer muß fasten und
wer darf fasten?

Der Fastenarzt könnte geneigt sein, in Anbetracht der
Wichtigkeit, die er seiner besonderen therapeutischen
Erfahrung zumißt, die Menschen in zwei Gruppen
einzuteilen, in solche, die fasten müssen oder sollten, und
in solche, die nicht fasten dürfen. Er verbeugt sich vor
der weisheitsvollen Kraft des „inneren Arztes" und den
frei gewordenen Selbstheilungskräften des Körpers des
Patienten. Der Fastenarzt darf diese Genesungsgeister
wecken und steuern, er beugt sich aber vor dem von der
göttlichen Ordnung stammenden Gesetz, das die Wirkung des Fastens bestimmt und über jedem ärztlichen
Wirken steht.
Wann muß und darf gefastet werden?
Bei einigen Krankheitsbildern wird das Muß einleuch-
ten, hier ist es nicht schwer, sich solche Krankheiten
vorzustellen. Bei noch nicht klar zu erkennender Krank-
heitsbereitschaft gibt es Zustände, bei denen möglichst
frühzeitig gefastet werden darf, ja, gefastet werden sollte.
Fasten als Vorbeugung. So wie auch im Rhythmus der
Natur das Fasten im Frühling zum Entfernen der
angesammelten Schlacken dient.

Anzeigen für das Fasten:

1. Diabetes mellitus, Fettstoffwechselstörungen, Gicht, Fettsucht, Überernährung, natürlich Übergewicht und Fettleibigkeit, degenerative Gelenkerkrankungen, Erkrankungen aus dem rheumatischen Formenbereich.

2. *Herz und Gefäße:* Hypertonie (hoher Blutdruck), Hypotonie (niedriger Blutdruck), Koronargefäßverengung mit Angina pectoris (modifizierte Form des Fastens), Herzinsuffizienz (modifizierte Fastenform), d.h., je fortgeschrittener die Gefäßverengungen sind, desto leichteres kürzeres und schonenderes Fasten. Im übrigen ist das Fasten als Prävention (Vorbeugung) zu sehen! Weiter: Arterielle Durchblutungsstörungen und venöse Insuffizienz (Venenschwäche) sind auch durch das Fasten behandelbar.

3. Die sogenannte *„Managerkrankheit"*.

4. Sogenannte postinfektiöse *Blutveränderungen* (nach verschiedenen Infektionen), Folgen von Nikotin-, Alkohol-, Morphium-, Schlafmittel- und Medikamentenmißbrauch, nur wenn die Erkrankung noch nicht zu sehr fortgeschritten ist, z. B. Leberzirrhose mit Aszites als Endstadium des Alkoholmißbrauchs.

5. *Hautkrankheiten,* wie Schuppenflechte (Psoriasis), Ekzem, Nesselsucht, Hautüberempfindlichkeiten, Geschwürneigung, Akne, Furunkuloseneignung und Neigung zur Rose (Erysipel); gelegentlich erfolgreich bei Neurodermitis.

6. *Krankheiten der Verdauungsorgane,* Magen- und Darmkatarrhe, Appetitlosigkeit, Leber- und Gallenblasenkrankheiten, hartnäckige Stuhlverstopfung (Obstipation) wie auch Neigung zu Durchfällen, Diarrhö, Zustände von Eingeweideerschlaffung und — aber nur selten — Neigung zu Magen — und Darmgeschwürbildung.

7. *Krankheiten der Atmungsorgane,* chronischer Rachen-, Luftröhren- und Nasenkatarrh, Neigung zu

Erkältungen, Bronchialasthma, Folgen von Lungen-
entzündungen und nichttuberkulöse Rippenfellent-
zündungen.

8. *Nieren- und Blasenkrankheiten,* wie Nieren- und
Nierenbeckenentzündung, Blasen- und Nierenstein-
leiden, beginnende Schrumpfniere.

9. *Frauenkrankheiten,* wie Wechseljahrbeschwerden,
chronische Gebärmutterentzündungen, Eileiter-
und Eierstockentzündungen, gutartige Geschwülste
der weiblichen Geschlechtsorgane, Störungen der
monatlichen Regelblutung in Regelmäßigkeit, Stär-
ke, Dauer, Schmerzhaftigkeit, Schwangerschaftserbrechen und Neigung zur Fehlgeburt.

10. *Überempfindlichkeitskrankheiten:* Allergien (wie
z.B. Heuschnupfen), allergische Reaktionslage von
Haut, Schleimhäuten, Magen-Darm-Kanal und
Atemwegen.

11. *Nervenleiden* (aber keinerlei Geisteskrankheiten
und Psychopathien), wie nervöser Erschöpfungszu-
stand oder Erschöpfung nach durchgemachter
schwerer Krankheit (Rekonvaleszentenschwäche),
ferner Migräne, habitueller Kopfschmerz, Neuralgien, Nervenentzündungen, Schlaflosigkeit, nervöse
Störungen mannigfaltiger Art, Arbeits- und Ge-
fühlshemmungen, Verstimmungszustände, sexuelle
Schwäche oder Überreizung.

12. Die vielen Formen von *„Drüsen"*-Störungen (Eierstöcke usw.) lassen sich auch hier anführen, ebenfalls
die vielen Bilder von Schilddrüsenunterfunktionen,
ganz allgemein alle Störungen des vegetativen Nervensystems.

13. *Krebsbereitschaft,* Krebsneigung ("Präkanzerose",
„Vorkrebs" nach Prof. K. H. Bauer). Es handelt sich
hier um das krebsvorbeugende Fasten. Auch als
Nachbehandlung nach Operationen und Chemothe-
rapie.

14. *Augenkrankheiten,* wie chronische Regenbogen-
hautentzündung; Netzhautentzündung wie überhaupt sehr viele entzündliche Prozesse der Augen —

auch in vereinzelten Fällen der „grüne Star" (Glaukom)
— können durch das Fasten günstig beeinflußt werden.
Sie bedürfen aber gleichzeitig einer fachärztlichen Kontrolle während der Behandlung.

15. *Zahnfleischrückbildung* (Parodontose).
16. Fasten zur *Vorbereitung von Operationen,* Fasten
    zur Erzielung einer besseren und glatteren Heilung
    nach der Operation.
17. *Krankheitszustände,* die durch Unter- und Fehlernährng entstanden sind.
18. *Frühjahrskrisen und -müdigkeit.*

Vor der Erläuterung zu einzelnen Erkrankungsgruppen
sollen die Fälle dargestellt werden, in denen vom Fasten
abzuraten ist.

Wer darf nicht fasten?

Gegenanzeigen

Als klassische Fastengegenanzeigen gelten: Tuberkulose,
manifester Krebs, Anorexie, entgleiste Schilddrüsenüberfunktion im Sinne von Basedow-Erkrankung, Abmagerungszustand, kürzliche Diphtherie, frisches Magen-Darm-Geschwür, vor allem das mit Nüchternschmerz, zu starke Abmagerung im Alter (Alterskachexie); Diabetiker mit einem bereits sehr hohen
Insulinverbrauch sollen vom Fasten absehen ebenso wie
Gelenkrheumatiker, die schon zu lange bettlägerig sind,
und allgemein Kranke, bei denen kein reaktives Echo auf
das Fasten erwartet werden kann.
Weitere Gegenanzeigen liegen in der Person des Patienten begründet. Ich nenne die Schizophrenie (Persönlichkeitsspaltung: das Auseinanderfallen von Denken, Fühlen und Handeln) und die Psychose der Wechseljahre. Im
Vorbericht des Kranken tarnen sich die früher durchgemachten Schübe einer Schizophrenie häufig als „Nerven-

zusammenbruch". Hier muß man besondere Vorsicht walten lassen.

Besondere Schwierigkeiten sind auch bei schweren Formen der Neurasthenie (nervöse Erschöpfung) und bei Schwachsinn während des Fastens zu erwarten. Die echte Hysterie (dramatisch-demonstrative Darbietung von Beschwerden) ist eine Gegenanzeige des Fastens. Charakterschwache Psychopathen lassen unangenehme Überraschungen erwarten, wenn sie fasten, auch wenn sie den Arzt geradezu zum Fasten drängen (z.B. Anorexie — Magersucht). Solche Personen lassen wir nicht fasten, immerhin bietet sich in solchen Fällen eine ausgewählte vegetarische und naturbelassene Kost als hilfreich an.

Höheres Alter

Höheres Alter an sich ist keine Gegenanzeige des Fastens. Wenn jedoch vom Organismus — auch schon weit vor dem biologischen Altern — keine erfolgreiche und steuerbare Reaktion auf das Heilfasten erwartet werden kann, sollte nicht gefastet werden.

Krebs

Bei der Krebskrankheit, ja, auch bei begründetem Krebsverdacht, sollte nicht gefastet werden. Vielleicht wird man einmal bei nicht abgezehrten Kranken in bestimmten Krebsstadien sogar mit Erfolgserwartung fasten lassen. Der gute Einfluß des reinigenden Heilfastens beim Zustand der Krebsbereitschaft gibt uns noch zu denken, ebenso auch der gewiß krebshemmende und eventuell sogar krebsabbauende Einfluß des sauren Milieus der acidotischen Fastenphase auf die an ein anderes Milieu gewöhnten Krebszellen.

Ist Fasten nicht nur eine Entfettungsbehandlung?
— Fettsucht, Aufgeschwemmtheit oder das gestörte Gleichgewicht

Wie schön wäre doch auch hier eine Art „Lastenausgleich" — nämlich den Fettsüchtigen schlanker und den zu Mageren beleibter zu machen! Jedoch ist in beiden Fällen das Geschehen, das dem Krankheitsbild zugrunde liegt, wesentlich vielfältiger als es auf den ersten Blick erscheinen mag.

Fettleibigkeit ist ein ernstes Problem

Bleiben wir bei der Fettleibigkeit, sie ist gerade in unserer heutigen Zeit wirklich zu einem ernsten und sehr verbreiteten Problem geworden. Deshalb vielleicht auch die verschämte Art, in der man häufig nicht wagt, darüber zu sprechen. Darum sagt man lieber „Ich bin zu stark" als „Ich bin zu dick", oder man benutzt auch die Verbrämung mit dem Ausdruck „vollschlank". So bejaht man letztlich die fröhlichen Stunden qualitativ oder quantitativ völlig falscher Eßgewohnheiten, nicht aber deren Folgen.

Nun auch ein Wort zu den „Drüsen", die wir nur allzu gern als Ursachen unseres Übergewichts anzuschuldigen pflegen; bei der überwiegenden Zahl dieser „Drüsenfälle" handelt es sich jedoch meist um die Speicheldrüsen, die überbeschäftigt wurden.

Ernährungssünden

In unserer Zeit des allgemeinen Wohlstands ist der Übergewichtige häufig von Menschen umgeben, die, wie er selbst, sich körperlich zu wenig ausarbeiten, sich darüber hinaus aber völlig unbefangen tagaus, tagein mit verlockenden Speisen und Leckereien („über"-) sattessen und -trinken. Was ist das schon für ein „way of life" mit Schnellimbiß, Erdnüssen, Pommes frites, Kartoffelchips und Bier? So ist auch das ständige Hineinstopfen von Salzstangen vor dem Fernseher — womöglich noch gepaart mit einem „guten" Tropfen Alkohol — zu einer typischen Unart unserer heutigen Lebensweise geworden. Zusätzlich wird der Wohlstandsbürger heute auf Schritt und Tritt von einladenden Angeboten überschwemmt, die er aus vermeintlich gesellschaftlichen oder geschäftlichen Gründen kaum glaubt, ablehnen zu dürfen — hier seien als Beispiele das kalte Büfett im Anschluß an eine Arbeitssitzung oder das „Arbeitsessen" erwähnt.

Daraus ergibt sich eigentlich, daß eine Heilfastenbehandlung ihre besten Erfolge nur in einem Fasten haben kann, in dem alle Patienten den gleichen Wunsch entwickeln: schlank, gesund und auch jung zu werden; so weit es freilich noch möglich ist!

Apropos jung — ist es wirklich das Altern schlechthin, das die Figur in die Fülle gehen läßt? Mit aller Sicherheit kommt dem Naturvorgang des biologischen Alterns nicht das Maß an Ursächlichkeit zu, wie gern häufig behauptet wird; schließlich sieht man durchaus ab und zu wirklich schlanke ältere Bürger in unserem Straßenbild. Auch das Dichterwort „Ach wie bald, ach wie bald, schwinden Schönheit und Gestalt" vermag uns ebenfalls hier nicht aufzuheitern.

Neu lernen ist wichtig Wir müssen wieder lernen; geschenkt wird dem, der gesund werden und auch bleiben will, nichts. Denn unser Körper hat nun einmal die leidige Angewohnheit, jedes Gramm zu viel aufgenommener Nahrung, das nicht alsbald wieder durch körperliche Bewegung „abgearbeitet" wird, in Form von Fetten aufzuspeichern.

Der an diesem Gebiet besonders interessierte Psychologe wird geneigt sein wollen, das Vielessen oder Zu-oft-Essen als Ausdruck neurotischen Beschäftigungsdrangs, mitunter auch einer seelischen Leerheit und allgemein vielleicht als eine Form der gesellschaftlichen Unsitte zu kennzeichnen.

Görres sagt in seinem Buch *Göttliche Mystik:* „Es ist nun mal ein allgemeines Gesetz, daß die schöpferische Aktivität des Geistes in demselben Maße abnimmt, in dem die Körpermasse zunimmt...".

Die bloße Fettsucht allein kommt selten vor. Zu-viel-Esser gibt es und gab es in allen Volksschichten. Gefährdete Vielesser können schon durch einen vernünftigen und energischen Hausarzt gebändigt werden. Aber Hand aufs Herz: Wir Menschen essen nur zu oft mehr als unser physiologisches Kostmaß beträgt. Und so werden wir, da wir gegen ein Naturgesetz verstoßen, mit den körperlichen Beschwernissen und Krankheiten auf genau der Ebene bestraft, auf der wir sündigten — so einfach und logisch ist die Sache! Dies sollte uns die Vernünftigkeit auch des jährlich vorbeugenden Fastens deutlich vor Augen führen.

> Wir wissen:
> *Das Problem der Gewichtsminderung ist von brennendem Interesse!*

Zuerst versuchen die meisten Kranken, in Richtung des geringsten Widerstands und der geringsten Mühe auszuweichen. Und überhaupt die Vorurteile gegen das Heilfasten und auch gegen vegetarische Kost!

Widerstand gegen Heilfasten

Wir leben in einer Zeit, die häufig bandwurmlangen Formeln der Chemotherapeutika mehr Verständnis entgegenbringt als der Wahrheit des heilenden Fastens, der Kostbeschränkung und der ausgiebigen Bewegung in frischer Luft. Aber es steckt noch mehr hinter dem Widerstand: nämlich der menschliche, allzu menschliche Hang zur Trägheit, zur Bequemlichkeit. Eine Spritze, eine Behandlung mit Schilddrüsenpräparaten, eine Tabelle oder vielleicht gar auch das Messer (oder das „Fett-Absaugen") des kosmetischen Chirurgen, sie stellen an die Einsicht, die Vernunft und an die konsequente Disziplin des Patienten kaum besondere Ansprüche, wohl aber tut dies die naturärztliche Behandlung und insbesondere das Fasten! Sie konfrontieren den Patienten in eindringlicher Weise sofort und für alle kommende Zeit mit einer Aufgabe, die er nur unter Selbstüberwindung und Änderung des Schlendrians in der bisherigen Lebens- und Ernährungsweise zu bewältigen vermag; kurz, die Überwindung des vielzitierten inneren Schweinehunds.

Man muß das Entscheidende allerdings selbst tun und

oft genug noch mehr unterlassen. Nicht nur Atemübungen, sondern unter allen Umständen auch ausreichende Körperbewegung in frischer Luft, Gymnastik, Arbeit und Sport sind zu fördern. Das Zufußgehen ist der Snobismus von heute, denn so ein Fußgänger zeigt damit, daß er Zeit hat und es sich finanziell leisten kann, zu Fuß zu gehen. „Es ginge den Menschen besser, wenn sie mehr gingen!" (J.G. Seume). Und wir würden gewiß besser fahren, wenn wir weniger fahren würden.

2 Arten der Fettleibigkeit

Zwei wichtige Krankheitsgruppen der Fettleibigkeit, um nun von dieser zu sprechen, und der pathologischen Übergewichtigkeit lassen sich unterscheiden:

1. Träger Stoffwechsel
Wahrscheinlich führen verminderte Verbrennungsvorgänge im Stoffwechsel zu einer verminderten Verbrennung von Kalorien. Der sogenannte Grundumsatz wird also gesenkt, die Magen-Darm-Passage verlangsamt.

2. Entgleisen des hormonalen Zusammenspiels
Hier liegt ein Entgleisen einzelner Drüsen, Gruppen von Drüsen oder der Gesamtheit der Drüsen vor. Der Stoffwechsel entgleist aus hormonellen Gründen. Betroffen können u.a. folgende Organe sein: Hirnanhangdrüse, Schilddrüse, Nebennierenmark, Eierstöcke, Hoden usw. Das sind Minderfunktionen oder Störungen im übergeordneten Kreise, Mißklänge im Konzert des gesamten Drüsenhaushalts.
Seltener als allgemein angenommen ist die hormonell bedingte Fettleibigkeit nach der Schwangerschaft. Vielfach wird diese Fettleibigkeit durch eine unzweckmäßige Lebensweise und Ernährung der Schwangeren und Stillenden verursacht (man sagt ihnen: „Du mußt nun für zwei essen"). Die Kenntnis der Regeln der Eßdisziplin — die Unterscheidung von Hunger und Appetit — kann Patienten helfen, ihre Lebensweise und die Ernährung umzustellen.
Körperliche Trägheit und das Zusichnehmen unnötiger

Zwischenmahlzeiten (Kuchen, Schokolade usw.) machen stoffwechselkrank und fettleibig!

Mehr als die Hälfte aller Herzkrankheiten hat — besonders bei älteren Menschen — ihre Ursache in der Übergewichtigkeit. Übergewicht und Sterblichkeit sind eng verknüpft, wie Statistiken von Lebensversicherungen klar zeigen. So verkürzt sich das Leben bei einem 10 % höheren Gewicht (bezogen auf das Sollgewicht) um rund 20 % unter sonst gleichen Voraussetzungen. Wiegt der Mensch gar 20 % mehr als das Sollgewicht, verkürzt sich seine Lebenserwartung um rund 40 %.

Das „zuständige" Körpergewicht sollte nicht — wie früher üblich — gewissermaßen „über den Daumen gepeilt" errechnet werden.

BMI

Maßgeblich ist neuerdings der „body mass index" (BMI):

$$BMI = \frac{Körpergewicht\ in\ Kilogramm}{(Körperlänge\ in\ Metern)^2}$$

Wiegt zum Beispiel eine Frau von 1,67 m Körperlänge 90 kg, so beträgt ihr

$$BMI = \frac{90}{1,67 \times 1,67} \qquad T = 32,27$$

Der Normalbereich beträgt 20—25, bei einem Wert über 25 besteht Übergewicht, deutlich unter 20 besteht Untergewicht.

Herz-Kreislauf-Krankheiten

Herz und Kreislauf werden durch das Übergewicht gefährdet. Es ist ein großer Irrtum, anzunehmen, Herz und Kreislauf könnten sich den vermehrten Anforderungen anpassen. Vielmehr werden Herz und Kreislauf deshalb krank, *weil* sie versuchen, sich anzugleichen. Das Anpassungsbestreben führt dann zu einem Zusammenbruch. Auch technische Gegenstände, wie z.B. ein Kraftfahrzeug, reagieren auf Überlastungen schnell mit einem Verschleiß wichtiger Teile und einem raschen

Ende der Funktionsfähigkeit, wobei wir aber beachten sollten, daß sie leichter repariert und in Teilen oder im Ganzen ersetzt werden können.

Gefahr des Herzinfarkts

Übergewichtige schweben — auch Nichtraucher — unbemerkt in ständiger Lebensgefahr, von einem Herzinfarkt heimgesucht werden zu können. Regelmäßige Wiederholung des heilenden Fastens sowie eine entschlossene Umstellung der Lebensweise (Nichtrauchen, Bewegung, Atmung) und der Ernährung helfen, das zusätzliche Gefahrenmoment Übergewicht zu mindern. Aber *viel* häufiger diagnostizieren wir Ärzte Bluthochdruck *und* Übergewicht, koronare Herzkrankheit *und* Übergewicht, schweres Rheuma *und* Übergewicht (i.S. einer Überlastungsarthrose), Haut- und andere Krankheiten und Übergewicht usf.

Krankheit und Übergewicht

Kurzum: Krankheit *plus* Übergewicht gehören (auch) in die Hände des Fastenarztes zu wiederholten Behandlungen. Der gewohnheitsmäßige Gebrauch von Abführmitteln führt nicht zur Gewichtsverminderung, wohl aber zur Schädigung des Darmmilieus, der Darmmotorik und zur Störung des Kaliumspiegels, z.T. sogar zu bedrohlichen Zuständen (z. B. Darmstillstand, Herzrhythmusstörungen).

Fettsüchtige müssen länger fasten

Krankhaft Fettsüchtige müssen im Vergleich zu Personen, die unter Störungen des Wasserhaushalts leiden, wesentlich länger fasten, da ihr Gewebe weniger Wasser als das der Aufgeschwemmten enthält. Und ganz besonders in diesen Fällen ist die Schulung für die dem Fasten folgende vernünftige Lebens- und Ernährungsweise wichtig. Jährliche Fastenwiederholungen sind erforderlich.

Schlank und rank — aber krank
— Außenseitertherapien

Heilfasten stellt zweifellos hohe Anforderungen an die Einsicht, den Willen und den Charakter des Fastenden.

Nur wenn die Fastendisziplin exakt eingehalten wird, tritt der Erfolg ein. Das Heilfasten soll dem Gesundwerden dienen, aber der Erfolg ist auch mit dem daran anschließenden Tun und Lassen des Patienten verbunden. Wem es ernst um die Gesundheit ist, dem werden während und nach dem Heilfasten ununterbrochen quantitative Opfer abverlangt.

Läßt sich das Ziel nicht leichter, schneller und vor allem bequemer erreichen? Gibt es nicht noch andere Wege, die uns zum gleichen Ziel führen? So kommen sensationell *Schnellfastenkuren* auf gemachte Schnellfastenkuren der Bequemlichkeit des Menschen entgegen, sie suggerieren uns, daß wir das gleiche mit weniger einschneidenden Anforderungen erreichen könnten.

Die Methode ist einfach, es handelt sich bei diesen Außenseitermethoden im Prinzip um das Zählen und Beschränken aufgenommener Brennwerteinheiten (Joule, Kalorien).

Die Aufnahme von Kohlenhydraten wird beschränkt, dafür soll vermehrt Eiweiß verzehrt werden (Eier, Fleisch). Reichlich Bohnenkaffee wird außerdem empfohlen. Der Erfolg soll entsprechend mühelos sein; die Gewichtsabnahme soll durch die Beschränkung der verwertbaren Kalorien erzielt werden.

Viele werden krank Nur wenige werden tatsächlich schlank, viele aber krank. Der Grund für das Erkranken liegt in der enormen Überfütterung mit Eiern, Fleisch und anderen Harnsäurebildnern. Die allgemeine Verschlackung bringt Rheuma, Gicht und andere Plagen mit sich. So führt dieser Weg schnell zu einem „anderen" Erfolg, nämlich zum Arzt, in die Fastenklinik oder gar in das Krankenhaus. Eines dieser Rezepte zum Entfetten und Verjüngen ist das *„Iß dich schlank"* Buch von Cooley: *Iß dich schlank,* das in den frühen 50er Jahre ein Bestseller war. Auf die Bequemlichkeit und Ahnungslosigkeit des Laien bauend, werden diätetische Erkenntnisse und Fortschritte der Ernährungswissenschaften (Lahmann, Bircher-Benner, Ragnar Berg, Kollath) einfach ignoriert. Beispielhaft für seine eigenen mangelhaften Erkenntnisse auf diesen Gebieten ist die geradezu haarsträubende Behauptung, daß Fastenmaßnahmen schon deshalb nicht zur Schlankheit führen können, weil angeblich der fastende Organismus gerade seine Fettbestände eifersüchtig hüte und gewissermaßen bis zum bitteren Ende festhalte. Das genaue Gegenteil trifft zu. Erstaunlich ist, daß diese absurde Begründung unkorrigiert bleibt, obwohl das Buch schon einige — recht hohe — Auflagen erreicht hat.

Punktediät muß abgelehnt werden

Wegen der Gefahr von Gicht, Rheuma und Gefäßkrankheiten muß auch die sogenannte *Punktediät* (von Erna Carise) aus ärztlicher Sicht unbedingt abgelehnt werden. Weitere Modediäten sind nicht anders zu bewerten; sie sind nur geschickt getarnte, aber auch reißerisch aufgemachte Kalorienzähldiäten, die viel versprechen, aber wenig halten.

Vorsicht vor Entfettungshormonen

Zu warnen ist vor gefährlichen Eingriffen in das Hormongleichgewicht des Körpers durch Entfettungshormone (auch Schilddrüsenhormone). Der Organismus läßt sich nicht nach dem Motto „Man nehme und es gibt" durch chemische Mittel einfach überlisten.

Unser Körper ist keine Retorte, in der sich eine chemische und bequeme Entfettungsreaktion vollziehen ließe. Unangenehme Folgeerscheinungen und Nebenwirkungen wären insbesondere im Stoffwechsel zu befürchten. Das sinnvoll lebendige Gefüge des geheimnisvollen Spiels von Energie und Stoffwechsel läßt sich nämlich nicht mit chemischem, zwar totem, aber aggressivem Material stören, selbst wenn es sich auch nur um kleine Mengen handelt.

Nur selten sind Wege, die unserer Bequemlichkeitsneigung entgegenkommen, auch Gesundheitswege! Wir müssen uns die Genesung und das Gesundbleiben erringen durch aktive Bemühung, um notwendiges Wissen, durch unser Tun und Lassen.

> Das Heilfasten ist kein bequemer, wohl aber ein erfolgreicher Weg!

Heilfasten — Wiederherstellen des körperlichen Gleichgewichts — Allgemeine Wirkungen

Häufig hat die Fettleibigkeit nicht nur eine einzige Ursache. Viel häufiger sehen wir die gemischten Erscheinungsformen.

Fettleibige sollen fasten

Alle Formen der Fettleibigkeit können nicht nur, nein sie *sollen* fasten, denn dann werden die blockierenden Eiweiße, Gifte, Schwermetalle und Fettvorräte abgebaut, verbrannt und ausgeschieden. Zentrale Störungen, wie die der Drüsen oder des Wasserhaushalts usw., werden wieder neu in die gesunden, normalen Bahnen gelenkt. Das Fasten fällt besonders bei der Form der *Mastfettsucht* schwer.

Einen Zwang darf der Fastenarzt nicht ausüben, aber die kraftvolle Persönlichkeit des Arztes kann selbst in den schwierigsten Fällen helfen, den Patienten zu einer erfolgreichen Durchführung und Beendigung der Behandlung anzuleiten. Selbst anfangs unbequeme Fastenpatienten werden oftmals im Verlauf der Therapie mitgerissen und „innerlich umgekrempelt", so daß sie voller Begeisterung um Verlängerung bitten und sogar — entschlossen und konsequent — zu Hause ihre Lebens- und Ernährungsweise ordnen — sehr zur Freude ihres Arztes! Und sie kommen schließlich Jahr für Jahr.

Heilfasten bei Magerkeit

Ein Widerspruch scheint die positive Wirkung des Heilfastens auf die *Magerkeit* (nicht die nervöse, krankhafte Magersucht) zu sein. Aber wir sollten beachten, daß Fasten als eine Art „Lastenausgleich" betrachtet werden kann: Der Fettleibige muß — da er zu viel besitzt — abgeben. Hier löst sich der scheinbare Widerspruch auf: Denn der Magere wird — da er zu wenig an Substanz besitzt — während des Fastens selbst zunächst abnehmen, aber bei einem vernünftigen Aufenthalt anschließend an Gewicht über sein Ausgangsgewicht hinaus zunehmen. Der Organismus des gesunden Mageren wird beim Fasten gesäubert und das erstrebte Gleichgewicht wiederhergestellt, nachdem das Fasten den Organismus regenerativ verändert, erschüttert und geläutert hat. Unterstützt wird die Behandlung durch eine geschulte Küche, die aber auch für den Gaumen und das Auge gestalten kann.

Dieser Vorgang wurde auch bei Tierversuchen mit Tauben, Hähnen und Molchen (van Seeland, Morgulis, 1923 bzw. 1925) beobachtet; hier lag die durchschnittliche Gewichtszunahme bei 20 %, bezogen auf das Ausgangsgewicht.

Selbstverständlich muß bei Mageren, Untergewichtigen der Fastenarzt die Eignung des Fastenkandidaten vorher prüfen. Er darf nämlich weder extrem abgemagert sein noch mit seinen Krankheitszeichen in den Bereich der Gegenanzeigen fallen (siehe Seite 76). Bei Magerkrankheit sind meistens mehrere einander folgende Fastenstöße einem langen Fasten vorzuziehen.

So wirkt das Fasten wie ein begabter Bildhauer, der bestrebt ist, sowohl bei unförmig Aufgeschwemmten oder Fettleibigen als auch bei Mageren die rechten Formen zu finden und in emsiger Arbeit zu gestalten.

Rheuma

Rheumatische Beschwerden gehen oft mit einer Fettleibigkeit einher. Hier kann eine gute Reaktion auf das Fasten erwartet werden. Rheumatische Zustände der Muskulatur selbst und ihrer sie umgebenden sehnigen Häute und Schleimhäute sprechen am besten an.

Auf einen wichtigen Punkt muß ich noch nachdrücklich hinweisen: Nicht nur bei Herz- und Nierenkrankheiten, sondern vor allem auch bei allen Rheumatismusformen muß die Möglichkeit einer heimlichen und schmerzlos

Streuherd suchen

schleichenden Vergiftung durch einen Streuherd stets einkalkuliert werden: Besonders wenn während des Fastens Temperatursteigerungen ohne erkennbare Ursache eintreten, muß nach einem Streuherd gefahndet werden. Ausgesprochen häufig sind entzündete Wurzeln eines nervtoten Zahns, chronische Entzündungen von Gaumenmandeln, Nebenhöhlen oder der Gallenblase. Auch stellen wir gelegentlich einen chronisch entzündeten Wurmfortsatz („Blinddarm") als Ursache fest. Werden bei einem an Rheuma leidenden Patienten Zähne, Gaumenmandeln und Wurmfortsatz operativ entfernt, und stellt sich *dann* heraus, daß Fasten hier hätte eigentlich helfen können (gestörte Bakterienflora und Milieuerkrankung des Darms), dann ist dieser Umstand nur noch als tragisch zu bezeichnen. Daraus folgt: *Grundsätzlich ist nichtsdestoweniger eine Bereinigung eventueller Streuherde vor Beginn wünschenswert.* (Siehe das Kapitel „Warnung vor Herdstreuungsgefahren".)

Darmbehandlung

Durch Gymnastik und Massage unterstützt, beginnt mit dem Fasten die Behandlung des Darms. Die schlaffe und verfettete Muskulatur der Bauchdecke und des Darms wird gestärkt. Der geblähte Darm erhält durch Abführen und Darmbäder (evtl. auch mit Kräuterzusatz) eine bessere Spannung. Durch Atemübungen kann ein durch den Blähbauch hochgestelltes Zwerchfell gesenkt werden. Auch das Herz kann dadurch entlastet werden. Mit dem Schwinden der Beklemmungen kommt es zu einer Steigerung der Lebensfreude. In geeigneten Fällen läßt sich der Fastenerfolg durch Sauna-Schwitzprozeduren verstärken. Denn der eine oder der andere scheidet über die Haut mehr Feuchtigkeit aus als über die Nieren.

Gelenkkrankheiten

Neben den muskelrheumatischen Zuständen sprechen auch fast alle *Formen des chronischen Gelenkrheumatismus und der wechseljahrbedingten Gelenkkrankheiten* positiv auf eine Fastenkur an, besonders dann, wenn sie jedes Jahr durchgeführt wird. Jährliche Wiederholungen führen zu weiteren Verbesserungen.

Bei der Beurteilung von Kranken, die schon bettlägerig sind, muß zurückhaltend entschieden werden. Dies ist auch bei der Gicht — in ihrer schweren Form mit massiven Gelenkveränderungen — der Fall. Nach der Aufnahmeuntersuchung muß in solchen Fällen gelegentlich von einer Therapie abgeraten werden.

Heilfasten gehört bei Rheuma an die 1. Stelle der Therapie

Die Erfahrung lehrt, daß das *Heilfasten bei der Rheumabehandlung* mit seiner allgemein anpackenden und umstimmenden Wirkung an die 1. Stelle der Therapie gehört. Homöopathie, heiße Moor- und Lehmpackungen (evtl. kalte Packungen), Massage und Übungsbehandlungen unterstützen häufig in ausgezeichneter Weise das Hauptverfahren, das mit der Verordnung einer besonderen rohkostreichen Nahrung und einer wohldosierten körperlichen Bewegung abgeschlossen wird. Bei einer tuberkulösen Gelenkentzündung wird man in. den meisten Fällen von einer Fastenbehandlung abraten. (Dafür ist dann dem Fasten die günstige und bewährte Wirkung des Höhenklimas, der Sonne und einer besonderen Diät vorzuziehen neben der homöopathisch-arzneilichen Konstitutionsbehandlung.) Wirbelsäulenschäden sind außerordentlich häufig, es leidet ein beachtlicher Prozentsatz der Patienten an der

Ischialgie   sogenannten *Ischialgie.* Oft kann hier die Heilfastenkur endlich helfen, nachdem die Kranken lange Zeit ergebnislos andere Maßnahmen probiert haben. Allerdings muß für die aus einer Veränderung der Zwischenwirbelscheibe (Nucleus-pulposus-Prolaps) herrührende hartnäckige Ischiasform eine Einschränkung gemacht werden. Denn hier wird Fasten nur eine kurze Besserung während der Behandlung gewähren. Wenn nicht besondere orthopädische Behandlungen (Streckung, Lagerung, Injektionen) das Übel beheben können, so hat schließlich doch die chirurgische Therapie die größere Erfolgsaussicht (insbesondere bei akutem Bandscheibenvorfall mit Fußheberschwäche).

Diabetes   Gut und allgemein erfolgreich vertragen *Zuckerkranke,* genaugenommen übergewichtige, noch nicht ausschließlich insulinpflichtige Diabetiker, ein längeres Fasten. Kranke, die abgemagert und an größere Insulinmengen gewöhnt sind, lassen wir nicht mehr fasten, nur leichtere und mittelschwere Krankheitsbilder. Im Fasten geht die Zucker- und Acetonausscheidung (im Urin) zurück. Durst und Mundtrockenheit wie auch Unruhe, Juckreiz und Körperschwäche lassen nach. Während des Fastenverlaufs brauchen wir kaum jemals Insulin zu geben. Nach der Behandlung bemerken wir fast stets einen geringeren Insulinverbrauch bei gleichzeitig besserer

Kohlenhydratverträglichkeit (Verbesserung der Kohlen-
hydrattoleranz).

Hält denn mein Herz das Fasten aus?

Verjüngungsmittel für Herz und Kreislauf

Selbst ein lang anhaltendes Heilfasten wirkt als Verjüngungsmittel für Herzmuskel und Kreislauf. Ein nur
schwer ausrottbares Vorurteil gegen das Fasten ist die
unbegründete Furcht, eine solche Behandlung würde
vom Herzen nicht vertragen, selbst bei einer stationären
Behandlung unter ständiger ärztlicher Aufsicht.
Einige Zusammenhänge zur Herzsituation sollen im
Folgenden dargestellt werden, um zu zeigen, daß Fasten
positiv und keinesfalls negativ auf Herz und Kreislauf
wirkt.
Der Blutkreislauf ist ein Ergebnis der Zusammenarbeit
des *ganzen* Organismus. Und das Herz ist nur ein
hochkomplizierter Sonderfall des Blutgefäßsystems.
Was am Kreislauf, an den Gefäßwänden, ja schließlich:
was in den durchbluteten Geweben und Organen geschieht, das wirkt sich am Herzen und *auf* das Herz aus.
Und was wiederum am Herzen und im Herzen geschieht,
das wird zwar bis zu einer gewissen Grenze vom
geduldigen Organ selbst ausgeglichen, wirkt sich jedoch
früher oder später auf Blutgefäße, Kreislauf, Organe und
Gewebe aus. Also sind Herz, Gefäßsystem und Körper-
gesamtheit aufeinander angewiesen.

Herzleistunng

Bewundernswert ist die beachtliche Leistungsfähigkeit
des Organs, das auch im Volksmund in vielen Sprichwor-
ten als der Mittelpunkt des Körpergeschehens gesehen
wird. Obwohl das Herzgewicht höchstens 0,6 % des
Körpergewichts (etwa 350 — 450 Gramm bei einem rund
70 kg schweren und gesunden Menschen) beträgt, ist die
Leistung enorm. Die „Pumpleistung" beträgt innerhalb
von 24 Stunden und in Ruhe rund 10 000 Liter Blut, das
bei jedem Hub aus der linken Kammer gegen einen
Aortendruck von etwa 150 mm Hg ausgetrieben wird.
Dazu arbeitet auch die rechte Kammer gegen einen
Druck im kleinen Kreislauf von rund 50 mm Hg an. Die
Geschwindigkeit, mit der das Blut ausgeworfen wird,

liegt bei normalen Voraussetzungen um etwa 30 Meter pro Minute.

Wenn wir diese Einzelheiten der Herzarbeit betrachten, so ist ohne weiteres anzunehmen, daß der Energiebedarf des Herzens groß ist und auf eine in den eigentlichen Zusammenhängen immer noch geheimnisvolle Weise fortlaufend von neuem gespeist wird. Der Herzmuskel braucht, auf 1 kg Gewicht und auf 1 Stunde umgerechnet, 15 Kalorien (63 Joule). Bei starker körperlicher Anstrengung kann der Energieumsatz des Herzmuskels auf etwa 60 Kalorien (251 Joule) ansteigen.

Herzmuskelarbeit Sicher ist jedenfalls, daß die Herzmuskelzusammenziehung durch das Wechselspiel verschiedener und ganz besonderer Eiweißarten (Myosin, Actin) garantiert wird. Die für die Herzmuskelarbeit notwendige Energie stammt aus der Milchsäure, die im Zitronensäurezyklus durch Verbrennung umgewandelt wird, während eine Kaliumverarmung und Kalziumstörung die koordinierte und effektive Arbeit nur gefährden würde.

Kaliummangel Während des Fastens kann es — wie bei jeder unspezifischen Reizbehandlung — zum *Kaliummangel* kommen. Gerade bei noch verborgener Herzschwäche oder Neigung zu Herzrhythmusstörungen ist neben der Überwachung die Verabreichung mineralstoffreicher Getränke angebracht. Wir empfehlen — um dieser bedenklichen Störung überhaupt keine Chance zu geben — vor allem Gemüsebrühen, Obstsäfte und Buttermilch.

Kalzium Das mit winzigen Mengen elektrisch geordnete (ionisierte) *Kalzium* regt unaufhörlich die bewundernswerten Energiegewinnungsvorgänge im Herzmuskel an, wie mit der Hilfe einer pausenlos arbeitenden Initialzündung.

Magnesium Kalzium regt an, Magnesium-„Ionen" hingegen bremsen die energiereichen Abläufe, weil die Herzaktionen sonst auch einmal — ungehemmt — über das Ziel hinausschießen könnten. Also ist nicht nur der sogenannte Kaliumspiegel von großer Bedeutung, sondern auch das Kalzium-Magnesium-Gleichgewicht in der Herzmuskulatur. Gerade aus diesem Grunde halten wir einige der chemi-

Vorsicht vor Ent-
wässerungstabletten

schen Entwässerungstabletten für eine große Gefahr. Denn sie stören je nach Präparat in gefährlicher Weise die Mineralverhältnisse des starken Hohlmuskels Herz, und gelegentlich kommen Patienten zu uns mit ernsten Zeichen der bioelektrischen Mineralverschiebung durch chemisch wirkende Entwässerungstabletten. Die bedenkliche Mineralzustandsveränderung nennen wir Elektrolytverschiebung.

Milchsäure

Kann das Herz durch Zufuhr von Milchsäure gekräftigt werden?

Die in den Obstsäften enthaltene Fructose wird in der Leber sehr schnell in Milchsäure aufgespalten. Die Aufspaltung von Traubenzucker zur Milchsäurebildung geht verzögert vor sich, die milchsäurebildende Wirkung hält dafür länger an. Man kann sich beider Vorteile

Bienenhonig

bedienen, wenn der Fastende Invertzucker in Form des Bienenhonigs zu sich nimmt. In dieser angenehmen, gesunden und wirksamen Form sind die Vorteile von Frucht- und Traubenzucker vereinigt.

Wasser- und Teefasten wirkt zunächst optimal entgiftend, ist jedoch mit der Gefahr des Vitamin- und Mineralstoffmangels sowie des Angreifens körpereigener Eiweißbestände verknüpft. Schwächezustände, Hautgefühlstörungen (Parästhesien) und tetanoide (krampfähnliche) Erscheinungen gefährden die Behandlung.

Die durch solche Ursachen und Folgen bedingten Krisen rechtfertigen die nun bereits 4 Jahrzehnte lang erfolgreich von Otto Buchinger senior praktizierte Fastenmethodik, die mineralreiche und niederkalorische Gemüseabkochungen (sogenannte Brühen) und Frischobstsäfte (niederkalorisch) in täglicher (und lediglich in der Obstoder Gemüseart abwechselnder) Folge vorsieht. In den

Buttermilch

Buttermilch-Fastenzusätzen hat man beides und stabilisiert außerdem bei besonderer Situation Herz und Kreislauf durch geringe Mengen bekömmlichen Eiweißes und vermindert den Abbau einer zu großen Eiweißmenge. Wir sind geneigt, auf den günstigen Effekt der in der guten Buttermilch vorhandenen Restmilchsäure und auf die dynamische Eiweißwirkung ausdrücklich hinzuweisen. Die im Säfte- und Teefasten verabreichten Wirkstoffe werden durch den Einfluß der (durchaus in relativ geringen Mengen) gesäuerten Milch besser resorbiert und assimiliert.

In der Rekonvaleszenzzeit nach einer Krankheit und im Alter kommt der etwas erhöhten Zufuhr dynamischer Eiweißkörper, wie in Buttermilch und Quark und von Kalzium, besondere Bedeutung zu, wenn wir über die Selbstverständlichkeit von biomineralischen Körpern und Vitaminen hinwegsehen. Den Kinderärzten ist seit langem die gute und die Darmbakterienflora unterstützende Buttermilchwirkung bekannt. Alternativ können andere Eiweißquellen (z. B. Quark) herangezogen werden.

Woher bezieht nun das Herz die Milchsäuremengen, aus deren Umsetzung die außerordentliche Arbeitsenergie gewonnen wird?

Milchsäure kommt von der Skelettmuskulatur

Die größere Milchsäuremenge wird ihm von der arbeitenden Skelettmuskulatur zugeführt. Es erscheint keineswegs zu schwierig, sich vorzustellen, daß ein Fastender, der sich vernünftig bewegt und je nach Eignung und ärztlicher Verordnung trainiert, sein Herz innerhalb einer gewissen Grenze zusätzlich kräftigt.

Fasten begünstigt Herzleistung

B. Kofler (Brixen/Tirol) fertigte 1959/60 für eine Röntgenklinik in Pavia eine Reihe von Röntgenkontrollen Herzkranker vor und nach dem meist dreiwöchigen Teefasten an. Die Herzmaße wurden eingehend auf dem Röntgenfilm ausgemessen. Eindrucksvoll war die Steigerung des Herzmuskeltonus, der sich in einer Besserung der Meßwerte im Vergleich zur Voruntersuchung zeigte. Begreiflicherweise wird auch die entlastende Minderung der zirkulierenden Flüssigkeitsmenge (Nachlastsenkung) vor allem in der 1. Woche eine bessernde Rolle spielen. Entscheidend ist aber nach Koflers Erfahrungen — die sich mit den Fasten-EKG-Erfahrungen anderer Autoren decken —, daß der Herzmuskel „entgiftet" und in seiner Sauerstoffversorgung und Stoffwechsellage wesentlich begünstigt wird (ökonomischer arbeitet). Ein

93

Herz, das noch über regenerative Reserven verfügt, wird, wie Kofler nachwies, in einem gut geleiteten und ausgiebigen Fasten sofort diese Chance ergreifen und sich straffen, seinen Tonus erheblich bessern. Die hochgeblähten Zwerchfellschenkel treten im Fasten wieder tiefer; das Herz atmet buchstäblich auf. Die leichten Fettdepots schmelzen merklich ein (auch der sog. Fettbürzel am Herzen). Das straffer gewordene Herz macht nach der Behandlung röntgenologisch einen kräftigeren Eindruck mit deutlich verbessertem Tonus. Kofler meinte, daß die röntgenologische Herzkontrolle die Stoffwechselschädigung des Herzens (zum Beispiel die aus einer chronischen Stuhlverstopfung und einer Darmbakterienentartung) häufig aufdeckte.

Ausgewählte Fälle

Herz-Kreislauf-Krankheiten und Bluthochdruck

Wie sollen wir uns die Tatsache erklären, daß scheinbar gesunde Männer speziell im Alter von 45 — 55 Jahren und Frauen im Alter von 60 — 70 Jahren den Herztod erleiden? Mit Erschrecken müssen wir von der wachsenden Zahl der durch Herzversagen verursachten tragischen Todesfälle Kenntnis nehmen; es „erwischt" gerade begabte, arbeitsüberlastete Manager, Politiker oder auch Wirtschaftsführer, lebensfröhlich und zugleich bärenstark Erscheinende. Nur zu oft ist die Familie, ebenso die Mitarbeiterschaft und die Allgemeinheit, völlig überrascht von dieser plötzlichen Katastrophe.

Herzinfarkt

Um auf dieses oft sehr heftig und plötzlich auftretende
Ereignis eingehen zu können, müssen wir uns zunächst
näher mit dem Herz an sich beschäftigen.

Herzkranzgefäße Kranzgefäße umflechten das Herz im Gebiet der Taille
zwischen Vorhöfen und Kammern. Von diesen Kranzge-
fäßen aus wird das Herz blutversorgt und ernährt. Die
Arteriosklerose sucht mit Vorliebe gerade dieses vielbe-
anspruchte Blutgefäßgebiet heim, indem sogenannte
Cholesterinkörpereinlagerungen (fettähnliche Stoffe)
die Weite der Blutgefäße verengen. Leicht bilden sich an
den veränderten und gereizten Innenwänden kleine
Blutgerinnsel, die, mit dem Versorgungsstrom schwim-
mend, schließlich, ähnlich einem Flaschenkorken, ir-
gendein Herzmuskelblutgefäß verschließen. Plötzlich ist
— tragischerweise — meist ein lebenswichtiges Blutgefäßgebiet von der Ernährung ausgeschlossen. Ohne
sofortige medizinische Hilfe ist in diesem Fall das Herz
und der Kranke selbst zum Infarkttod verurteilt.

Monozyten-Phago- Bei Tierversuchen fanden amerikanische Forscher her-
zyten-System aus, daß das sogenannte Monozyten-Phagozyten-Sy-
stem (gewisse Zellgebiete unter anderem in Milz, Kno-
chenmark und Lymphdrüsen) den wegen der
Infarktgefahr bedenklichen Cholesterinüberschuß im
Blut gewissermaßen herausfiltrieren und so beiseite
schaffen könnte.

Nun aber schickt man sich neuerdings an, daraus falsche
Folgerungen zu ziehen. Es ist bekannt, daß weibliche
Sexualhormone die cholesterinspiegelsenkende Arbeit
des Monozyten-Phagozyten-Systems gerade auch im
männlichen Organismus verstärken. Aber Injektionen
von weiblichen Sexualhormonen in der notwendigen
Zahl und Menge tragen dem Körper des Mannes weibliche Geschlechtsmerkmale im Austausch ein. Wie will
man das eine tun und doch das andere vermeiden, zumal

Erhöhte Herinfarkt- man es eigentlich einfacher haben könnte? Daraus ist
gefahr bei Frauen in aber ersichtlich, daß bei Frauen nach der Menopause
den Wechseljahren (Ausbleiben der weiblichen Hormone) durch den Östro-

95

genmangel eine vielfach erhöhte Herzinfarktgefahr besteht.

Auch hier ist die prompte und lange Zeit anhaltende Wirkung eines den Cholesteringehalt senkenden Fastens angebracht. Was könnte geeigneter sein, die gute Fastenwirkung dauerhafter zu machen, als eine anschließende drastische Kürzung der Nahrungsfette? Freilich muß man konsequent dabei bleiben und höchstens insgesamt 40 g Fett täglich zu sich nehmen. Diese fettarme Kost und das jährliche Heilfasten sind die besten Vorbeugungsmittel gegen das Schreckgespenst des Herzinfarkts, so wie auch jede Art des Tabakrauchens.

Höchstens 40 g Fett täglich

Arteriosklerose (Atheromatose, Arterienverkalkung)

In der vorangegangenen Beschreibung des Herzinfarkts streiften wir schon kurz den Begriff der Arteriosklerose (Arterienverkalkung) — es sei nicht unerwähnt, daß Herz- und Kreislaufkrankheiten in manchen Fällen durchaus auch als miteinander verzahnt oder mehrgleisig zu betrachten sind. Insgesamt sind hier die Erfolge des Heilfastens geradezu überragend.

Atheromatose ist typische Alterskrankheit

Die Atheromatose (Frühstadium der Arterienverkalkung, früher Arteriaskleros genannt) ist eine typische Alterserkrankung. Dies trifft aber nicht immer zu. Denn wie es (allerdings seltener) 80jährige mit ganz elastischen, fast jugendlichen Blutgefäßen gibt, so gibt es auch junge Menschen, die bereits deutlich arteriosklerotische Prozesse im Gefäßsystem zeigen.

Ist unser biologisches Altern ursächlich auf die bis in die feinsten Blutgefäßästchen hineinragenden Einlagerungen kalk- und fettähnlicher Substanzen (Plaques), die die Gefäße starr, eng, brüchig sowie elastisch machen, zurückzuführen? Oder auf das Versiegen der Keimdrüsen-Hormon-Produktion? Oder auf die zunehmend funktionsuntüchtig werdenden Enzyme? (Enzyme sind nach dem Prinzip eines Katalysators lebendig-chemisch wirkende Substanzen, die im Stoffwechselgeschehen unseres Körpers eine höchst entscheidende Tätigkeit zu versehen haben.)

Heute wissen wir, daß alle beschriebenen, ausgesprochenen Alterserscheinungen auf Störungen, „Verschlackungen" und Fehlregulationen im Bereich des lebensmaß-

Vegetatives Nervensystem

geblichen vegetativen Nervensystems zurückzuführen sind. In diesem vegetativen Nervensystem, das alle automatisch, also unwillkürlich funktionierenden Vorgänge in unserem Körper steuert, müssen wir auch die Steuerungsanlage für unser Altern sehen. Doch auch die zunehmende Durchsetzung der gesamten Körpergewebe mit Stoffwechselgiften ist neben der Nikotinschädigung des vegetativen Nervensystems bei Rauchern ganz wesentlich für eine Arteriosklerose mitverantwortlich zu machen.

Durch Heilfasten können Blutgefäßeinlagerungen gelöst werden

Durch das Heilfasten können die arteriosklerotischen (atheromatösen) Blutgefäßeinlagerungen teilweise gelöst werden. Die dabei stattfindende Umstimmung des vegetativen Nervensystems, noch dazu die Befreiung des gesamten Organismus von den denaturierten Substanzen (Stoffwechselgiften), wirkt sich vorzüglich und nachhaltig aus. Wir können aufgrund unserer Erfahrungen das Heilfasten als ein ideales Verjüngungsmittel für die Arterien und sogar für die Hirndurchblutung und die Leber betrachten.

Rutin

In der Anwendung des aus Buchweizen gewonnenen Vitaminkörpers Rutin verfügen wir anscheinend sogar über eine zusätzliche Möglichkeit, den Brüchigkeitszustand der arteriosklerotichen Blutgefäße zu bessern.

Die Einlagerung der kalkähnlichen Plättchen in den Blutgefäßen als Spätstadium der degenerativen Gefäßveränderungen ist als eine Art Selbsthilfebemühung des Körpers zu verstehen. Diese „Kalk"-Einlagerungen an sich stellen kein „echtes" Versagen dar; denn in erster Linie scheint das Schlaff- und Undichtwerden der Arterien dem Organismus unerwünscht zu sein; er versucht, mit Kalkeinlagerungen die Gefäße abzudichten. Die Brüchigkeit der Gefäße birgt die Schlaganfallgefahr in sich.

Blutaustritte aus kleinen Gefäßrissen ereignen sich hauptsächlich im Gehirngebiet. Der Grund der besonderen Gefährdung dieser Region liegt wohl darin, daß das Gehirn von sehr feinen, sensiblen Gefäßen durchzogen ist und die Gehirnsubstanz bei Versiegen der Blutversorgung an einer Stelle sehr schnell abstirbt.

Heilfasten bei Schlaganfall

Es erscheint geradezu selbstverständlich, daß sich das Fasten als Vorbeugung empfiehlt, und erst recht empfiehlt sich das konsequente Heilfasten beim bereits eingetretenen Schlaganfall.

Sehr sinnvoll kann hier die Homöopathie das Fasten, wie zum Beispiel mit *Arnica montana,* unterstützen.

Auch das Bemühen eines Masseurs oder einer Krankengymnastin zur Wiedereroberung des an die Lähmung verlorenen Terrains sollte miteinbezogen werden, Ergebnisse einer derart kombinierten Behandlung sind sehr oft erstaunlich gut.

Fastenbehandlung, Bewegungstherapie, balneophysikalische Maßnahmen und Pflanzentherapie/Homöopathie können sich auch bei der Atheromatose hervorragend ergänzen.

Koronare Herzkrankheit (Angina pectoris)

Arlarmzeichen

Plötzlich einsetzende, Sekunden bis Minuten anhaltende Schmerzen im Brustkorb (oder woanders hin ausstrahlende Schmerzen, z. B. in den linken Arm mit Druck auf die linke Brustseite) sind die ernsten Alarmzeichen der Angina-pectoris-Anfälle (Angina pectoris ist Brustenge). Man kann diese Krankheit auch als Vorstufe zum Herzinfarkt bezeichnen.

An dieser Stelle sollten wir etwas Grundsätzliches zum Thema des Alterns einflechten.

Grundsätzliches zum Altern

Viele Menschen reden auffallend häufig von ihrem vorgeschrittenen Alter. Das spricht für zweierlei, nämlich dafür, daß es sich nach verbreiteter Auffassung beim Altern wirklich um ein irgendwie unangenehmes Problem handelt und — auf der anderen Seite — bei häufigerem Hinweis um eine gewisse Eitelkeit. Man wünscht sich höflich Widerspruch. Die Menschen wollen es nicht wahrhaben, daß sie altern, und sind dennoch diesem Vorgang vom Abschluß des Wachstums an unterworfen, strenggenommen bereits von frühester Kindheit an.

Uns stehen nur 2 Möglichkeiten des Handelns zur Verfügung: Uns mit Würde (wenn wir objektiv betrachtet wirklich gealtert sind) und Sachlichkeit, ohne viele Worte in den geänderten Verhältnissen zurechtfinden, die ja dafür durch größere Reife und Lebenserfahrung ausgeglichen werden. Ferner können wir uns dem unserer Ansicht nach zu schnell voranschreitenden Alterungsprozeß und den Herzkrankheiten vorbeugend entgegenstellen.

Womit? Mit dem jährlichen „Entschlackungsfasten", mit der Meidung von Tabak und Alkohol, mit einer salzarmen Frischkost, wie sie auch Bircher-Benner empfiehlt, mit guter und intensiver Atmung bei vielem Wandern, mit gutem Schlaf und mit systematischer Abgewöhnung des Sichärgerns. Dies letztere freilich ist sehr schwer. Es gelingt noch am ehesten dem Philosophen, dem Religiösen und — dem Sanguiniker, dessen glückliches Naturell dieser Forderung ohnehin entgegenkommt.

Fasten bei Angina pectoris besonders geeignet

R. Grote und W. Zabel betonen ebenso wie Otto Buchinger sen. aus dem Schatz ihrer Erfahrungen mit herz- und kreislaufkranken Fastenpatienten, daß hier das Fasten seine besonderen Triumphe feiert. Die Angina-pectoris-Anfälle hören auf. Der von Herzbeklemmung (Stenokardie) Geplagte kann wieder größere Strecken Weges ohne Zwischenfall gehen, ja sogar Treppen langsam steigen. Herzrhythmus- und Kontraktionsstörungen bessern, die Blutgefäße erweitern sich. Das intermittierende Hinken (Claudicatio intermittens), eine arterielle Durchblutungsstörung der Beine, läßt nach, ja hört unter Umständen sogar auf. Wiederholt wurde beobachtet, daß durch ein strenges Fasten das beginnende Absterben von Zehen — das auch auf eine arterielle Durchblutungsstörung zurückgeführt werden kann — deutlich gebessert werden konnte.

Bluthochdruck

Wie entsteht er? Ist der langandauernde Bluthochdruck nicht durch eine Nierenschädigung oder hormonell verursacht, haben wir Gefäßveränderungen ähnlich wie bei der Arteriosklerose.

Der Bluthochdruck ist für den Körper an sich sinnlos und von Nachteil, aber dennoch Ausdruck einer sinnvoll ausgleichenden Selbstregulierung. Viele Ursachen können ihn bewirken. Schon aus seelischen Gründen (nervös, durch beständigen, mühsam beherrschten Ärger oder durch andauernde Furcht) kann der Blutdruck ansteigen.

Man unterscheidet verschiedene Hypertonieformen, eine Form z.B. entsteht durch ein gestörtes Ineinandergreifen vieler an der Einhaltung des Kreislauf- und des Volumengleichgewichts beteiligter Faktoren, eine andere ist ein Begleitphänomen bei vielen Erkrankungen, insbesondere Nierenerkrankungen, andere sind hormonell bedingt. Es können ganze Blutgefäßabschnitte durch arteriosklerotische Einlagerungen (z.B. bei Zuckerkrankheit und durch Rauchen) verengt sein. Zurückgehaltene und abgelagerte Stoffwechselgifte bewirken ebenfalls manchmal eine Engerstellung des arteriellen Gefäßsystems; denn durch falsche Lebensweise wird leicht derjenige Teil des vegetativen Nervensystems gereizt, der die Enge oder Weite der Blutgefäße bestimmt.

Endresultat bei allen Bluthochdruckerkrankungen ist die Erhöhung des peripheren Gefäßwiderstands (Engerstellung der weiter vom Herzen entfernten Gefäße). Die jenseits der Verengung liegenden Gewebeabschnitte müssen auch weiterhin durchblutet und ernährt werden, da sie sonst absterben würden.

Wie stellt es nun der Organismus an, um den durch die Gefäßverengung entstandenen erhöhten Strömungswiderstand zu überwinden? Der Organismus hilft sich selbst durch eine kompensatorische Blutdruckerhöhung, selbst wenn diese kluge Regulation nur eine Notmaßnah-

me und durch eine erhöhte Herzmuskelbelastung erkauft ist.
Aber haben wir nicht allen Anlaß, trotzdem dieser Kraft der Selbstregulierung dankbar zu sein und sie durch eine Änderung unserer Lebensweise zu unterstützen? Die Blutdruckerhöhung ist also nicht die eigentliche Krankheit, sondern erst die Folge einer organischen oder seelischen Erkrankung. Sie ist zunächst eher als ein günstiges Zeichen für die vernünftige Arbeit von Herz und Kreislauf anzusehen (als Reaktion auf verschiedenste Reize).

Eine Bluthochdruckbehandlung sollte nicht nur auf der Verabreichung von Medikamenten beruhen. Diät ist die Basis der Behandlung!

Gelegentlich kommt es zu Blutgefäßrissen (z.B. Aneurysmablutungen oder „Schlaganfällen"). Suchen wir die arteriosklerotischen Einlagerungen chemisch (d.h. ohne Regeneration und Stärkung der Gefäßwände) herauszulösen, dann wird, so ist ohne weiteres zu vermuten, eine erhöhte Brüchigkeit, also eine erhöhte Schlaganfallgefahr, die Folge sein.

Die menschliche Bequemlichkeit führt wieder einmal dazu, einen schnell wirkenden und bequemen Weg zur Abhilfe zu suchen. Soll man nicht versuchen, den Hebel zur Heilung von Grund auf an den Ursachen anzusetzen, selbst wenn dies nicht gerade ein bequemer Weg ist?

Das Heilfasten packt an vielen Ursachen des Bluthochdrucks an und beseitigt diese. Gefäßengstellungen und damit Blutdruckerhöhungen (wenn sie nicht seelisch bedingt sind) lassen sich durch das umstimmende Fasten lösen. Auch die aus der „Schlackenvergiftung" des Nervensystems stammende Ursache wird beseitigt. Mit der zuverlässig einsetzenden Senkung des Blutdrucks verlieren sich Kopfschmerzen und Schwindelgefühle. Häufig bessert sich auch die bereits beeinträchtigt gewesene Sehfähigkeit. Schon in den ersten Fastentagen werden Flüssigkeitsansammlungen in Geweben (vorwiegend der Beine) ausgeschwemmt. Nun finden Herz- und Kreislaufsystem im Fasten und nach dem Fasten ihre

Erholung. Der arteriosklerotisch erhöhte Blutdruck wird in weitgehendem Maße günstig beeinflußt. Während des Fastens geht der „innere Arzt" klugerweise aber nicht an den Rand der Gefahrenzone. Besserung und Enthärtung der Blutgefäßwände darf nicht mit Lebensgefahr (Erhöhung des Blutdrucks, Risiko des Schlaganfalls) erkauft werden.

Fixierter Bluthochdruck

Selten ist der Zustand des *fixierten Bluthochdrucks*. Können die sklerotisch oder nervös erhöhten Widerstände in der Blutstrombahn nicht mehr voll entspannt oder aufgelöst und beseitigt werden, oder ist die Spannung der peripheren Gefäße ständig erhöht, dann reagiert der Organismus lieber mit einer andauernden Erhöhung des Blutdrucks, als das Leben zu gefährden. Diese nicht mehr voll wiederherstellbaren Gefäßwände entstanden unter anderem durch Narbenbildung oder Einlagerungen durch eine zu lange Krankheitsdauer. Daraus ergibt sich die unmittelbare Gefahr, daß der ganze Körper durch örtlichen Blutmangel und Absterben von Gewebe in Mitleidenschaft gezogen wird. Hier ist besonders an die möglichen Folgen einer behinderten Durchblutung der Herzkranzgefäße zu denken.

Die fixierte Blutdruckerhöhung rettet zunächst aus der akuten Gefahr, obwohl dieser erhöhte Blutdruck bedenklich bleibt und wir dem gesunden Bestreben des Körpers mit dem entlastenden und reinigenden Heilfasten entgegenkommen können.

In jedem Fall sollte bei Bluthochdruck und koronarer Herzerkrankung auf das Rauchen verzichtet werden, da Herz und Kreislauf sonst einer unnötigen Schädigung

Heilfasten bessert auch zu niedrigen Blutdruck

ausgesetzt werden.

Es mag vielen als Paradoxon erscheinen, daß die Fastenkur auch zu *niedrigen Blutdruck* bessert. Aber nach einem aus der Fastenwirkung erklärbaren, anfänglich weiteren leichten Absinken pflegt der Blutdruck später fast stets über den Anfangswert hinaus anzusteigen. Das entspricht der bekannten renormalisierenden Fastenwirkung: Zu hoher und zu niedriger Blutdruck werden gleichermaßen ausgeglichen.

Venenentzündungen Es überrascht uns keineswegs, daß nicht nur Schlaganfall- und Thromboseneigung, sondern auch wiederkehrende *Venenentzündungen* (Phlebitiden) und zurückgebliebene, chronisch gewordene Entzündungszustände, die aus beseitigten Streuherden herrühren, gut auf das Fasten reagieren. Ähnliches gilt aber auch für chronische Mittelohrentzündungen ohne erkennbare Heiltendenz.

Nikotin

Durch den Tabakrauch werden dem Körper einige Stoffe zugeführt (es seien beispielhaft 3 Hauptinhaltsstoffe genannt):

Nikotin produziert letztlich Atheromatose (Gefäßverkalkung) und Angina pectoris (Herzasthma), Hypertonie (Bluthochdruck), Magen- und Darmgeschwüre, „Raucherbeine", gestörte Gehirndurchblutung (nachlassende Hirnleistung, Kopfschmerz, Konzentrationsunfähigkeit), Herzrhythmusstörungen, Frühgeburten, Mißbildungen an Säuglingen.

Tabakteer

Zusammensetzung Zusammensetzung: reizende Bestandteile (Schleimhautreizung): Phenole, Säuren, Aldehyde, Vetone; krebserregende Bestandteile (Karzinogene, Kokarzinogene): Benzpyren, N-Nitrosoverbindungen, Stickstoffoxide, Laktone, Epoxide, Nickelcarbonyle, Arsen, Kadmium, Chromat, Vanadium, Selen, radioaktives Polonium-210, Abbrandprodukte des Zigarettenpapiers, die auf dem Weg der heimtückischen Summationswirkung nachgewiesenermaßen Krebs erzeugen.

Krebs Ohne Zweifel ist der Tabakteer, den man beim Rauchen inhaliert, nicht nur wesentlich am Lungen- und Kehlkopfkrebs schuld, sondern auch in vielen Fällen an der Entstehung von Magen-, Leber- und Darmkrebs; denn der mit krebserregendem Tabakteer durchsetzte Speichel wird heruntergeschluckt und von den empfindlichen Magen-Darm-Schleimhäuten aufgenommen.

Tabakabstinenz!

Der Schlüssel zur Heilung liegt in dem Leitsatz:
Fasten und totale Tabakabstinenz (für immer).
Bei der Krebsbereitschaft (Präkanzerose) ist Heilfasten
die Methode der Wahl. Selbst nach einer rechtzeitig
erfolgten und gut geheilten Krebsoperation sollte man
(wenn sonst keine Gegenanzeige vorliegt) die noch
immer weiterbestehende Krebsbereitschaft „wegfasten".
Vor allem aber muß spätestens jetzt jeglicher Tabakgenuß vermieden werden, denn im Tabakteer sind die oben
erwähnten krebserregenden Bestandteile enthalten.
In den USA wird keine einzige Studie über Raucherschä-
den mehr finanziert, da die statistisch-mathematisch
errechneten Schädigungen erwiesen sind. Auch das
Passivrauchen (Nitrosamine im Nebenstromrauch stär-
ker erhöht als im Hauptstromrauch) führt nachgewiesenermaßen zu Lungenkrebs.
Wenn wir auf eine besondere Lebens- und Ernährungsweise (salzarm, obst- und rohkostreich) achten, auf
Atemschulung, Körperbewegung und auf eine kluge
Gewichtsbeschränkung, dann haben wir unsere wieder-
gewonnene Gesundheit mit glücklicher Hand bewahrt.

Kohlenmonoxid
Inhalatives Rauchen belädt bis zu 25 % der roten
Blutkörperchen mit Kohlenmonoxid, eine praktisch
nicht mehr rückgängig zu machende Bindung. Dadurch
werden die vergifteten Erythrozyten für den Sauerstoff-
austausch unbrauchbar. Insgesamt ist dies also eine
ungeheure Selbstschädigung.

Managerkrankheit

Streß

Der Arzt im englischen Sprachraum spricht vom gefährlichen Erfolg des „stress". Streß (eigentlich Disstreß) ist
die ständige Überlastung, nicht aufhörende Anspannung
sowie unablässiger seelischer Druck. Unser vegetatives
Nervensystem gerät so aus dem Gleichgewicht.
Um überhaupt „frisch" zu bleiben oder zu wirken, wird
reichlich Bohnenkaffee getrunken. Dazu raucht man,

um sich — wie man annimmt — beruhigen zu können. Kurzum: In dieser Weise lebt man in steter Hochspannung, man ärgert sich oft und nachhaltig, fortgesetzt regt man sich auf, ohne sich dementsprechend in guten, ausreichenden Erholungspausen wirklich zu entspannen und dadurch zu stabilisieren. Schließlich wird der überarbeitete Mensch durch diesen Teufelskreis auch noch chronisch schlaflos: Die Managerkrankheit ist jetzt komplett.

Warnzeichen Die ersten warnenden Erscheinungen der solcherart zustande gekommenen Managerkrankheit sind Kopfschmerzen, innere, nicht mehr zu beherrschende Unzufriedenheit und Ruhelosigkeit, Konzentrationsschwäche und Widerwillen gegen alles und gegen jeden mit leichter Erregbarkeit und Verlust des Humors. Die Arbeit, die früher noch zu befriedigen vermochte, ja Freude machte, diese Arbeit wird nun zu qualvoller Last.

Dies sind die ersten Erscheinungen, bei denen man schon aufmerksam werden sollte. Wird nun nicht endlich eine erholsame Pause eingeschaltet, dann treten schließlich als 2. Stufe der Managerkrankheit besonders in der Nacht Herzschmerzempfindungen auf, verbunden mit Angstgefühlen, nervöse Schweißausbrüche, Schwindelanfälle, später auch Durchblutungsstörungen vieler Art.

Alarmzeichen Das 3., vollends alarmierende und nun endlich den Kranken zur Ruhe und zu ärztlicher Behandlung zwingende Stadium der Managerkrankheit ist durch Bluthochdruck und Kreislaufkrisen, durch Angina pectoris, Nervenzusammenbruch oder gar einen Schlaganfall gekennzeichnet.

Jetzt also hat sich die lang fortgesetzte Mißachtung der biologischen Notwendigkeiten des Menschen gerächt. Im Zusammenbruch erzwingt sich die vergewaltigte Natur ihr Recht auf Ruhe und Erholung, das ihr bislang verweigert wurde. Oft genug aber ist leider der Zusammenbruch so folgenschwer, daß eine volle Genesung nicht mehr möglich ist, wenn nicht eine oder besser mehrere Heilfastenbehandlungen durchgeführt werden.

Hautkrankheiten

Haut ist größtes Organ

Die Haut des Menschen ist keineswegs nur ein bloßes Kleid, das den Körper umhüllt. Vielmehr ist sie ein Organ (das größte Organ des Menschen), das aktiv bestimmte Aufgaben verrichtet. Wie alle anderen Organe auch, steht die Haut im Wechselspiel mit anderen Organen, sie ist sogar in der Lage, einen Teil der Arbeit der Lungen (Atmung) oder der Nieren (Ausscheidung) zu übernehmen, und zwar 0,5 % der Sauerstoffaufnahme und 5 % der Kohlendioxidausatmung.

Das Wohl und Wehe der Haut hängt vom allgemeinen Gesundheitszustand des ganzen Körpers und der einzelnen Organe ab. Liegt ein Hautleiden vor, muß daher sofort nach konstitutionellen oder allergischen Grundursachen sowie nach Zeichen von Stoffwechsel- oder Infektionskrankheiten gefahndet werden. Daher bezeichnen Dermatologen die Haut oft als „magisches" Organ.

Entwicklungsgeschichtlich gesehen ist die Nervensubstanz aus der Haut hervorgegangen. Daher kommt auch die hohe Empfindlichkeit der Haut. Sie verfügt über ein besonderes Ausdrucksvermögen, das dem Arzt häufig erlaubt, sich ein Urteil über den inneren Körperzustand zu bilden.

Der Hautkranke leidet auch seelisch unter seinem Zustand. Denn selbst der moderne Mensch empfindet einen Hautkranken als einen „Gezeichneten", was dadurch verstärkt wird, daß der Patient zur Behandlung in eine Arztpraxis geht, die durch ein Schild „Für Haut- und Geschlechtskrankheiten" gekennzeichnet ist.

Die größte Gruppe der Hautleiden umfaßt u. a. Neurodermitis, andere Ekzeme, Schuppenflechte, Nesselsucht, Hautüberempfindlichkeiten, Geschwür- und Furunkuloseneigung sowie Erysipel (Rose).

Behandlungserfolge sind oft gering

Fachärztlich werden üblicherweise nach der Diagnose die Hautbeschwerden gelindert, wobei die Behandlungserfolge (Salben, die häufig Kortison enthalten) oft nur unbefriedigend sind. So ist zu verstehen, weshalb über Hautkrankheiten gesagt wird, daß „sie kommen und gehen, wie es ihnen beliebt". Die Erfolgsaussichten der Behandlungen sind gelegentlich gering, was eigentlich nicht verwundern darf, da einige Maßnahmen nur äußerlich auf die Symptome, nicht aber auf die Ursachen einwirken.

Heilfasten setzt an den Ursachen an

Heilfasten hingegen setzt an den Ursachen der Erkrankung an, gleichviel, ob die Ursache der Hautkrankheiten in der Konstitution, in der Überempfindlichkeitslage, in einem Stoffwechselleiden oder in einer Infektionskrankheit zu suchen ist. Das Heilfasten setzt den Schlüssel energisch und erfolgreich bei allen genannten Ursachen an, und dieser Schlüssel paßt und schließt ausnahmslos, selbst wenn ein gemischtes Krankheitsbild vorliegt.

Ekzeme
Schuppenflechte

Wir haben im Rahmen der Heilfastentherapie bei *Ekzemen* und *Psoriasis* (Schuppenflechte) gute Erfahrungen sammeln können. Diese Therapie war um so erfreulicher, je weniger tief die Krankheitserscheinungen in die Hautschichten eingedrungen waren. So verwundert es keinesfalls, daß die positive Antwort auf das Fasten besonders bei „vorbehandelten" Krankheitsfällen zu sehen war. Allerdings erfordern tiefgreifende Besserungen Wiederholungen der Fastentherapie innerhalb der folgenden 1 — 2 Jahre, wenn nicht schon bei der 1. Behandlung der volle Erfolg eintritt: Die feuchten, entzündlichen Stellen werden trocken, der Juckreiz (anfangs unter der Reaktion verstärkt) hört auf, die psoriatischen Herde schuppen ab; alle betroffenen Stellen gehen in ihrem Umfang zurück, ja, die größte Zahl von ihnen verschwindet vollständig.

Es ist aber möglich, daß einmal hier oder dort ein kleiner Ekzem- oder Psoriasisherd bestehen bleibt. Das darf uns keinesfalls entmutigen und enttäuschen. Denn der Körper will sich gemäß seiner Konstitution und seiner besonderen Stoffwechsellage noch immer ein kleines „Notventil" offenlassen. Solcher möglichen Notventile gibt es ja noch mehrere (zum Beispiel Schweißfuß, vasomotorischer Schnupfen). Eine kranke Hautstelle, die bestehen bleibt, zwingt den Träger, in der gewissenhaften Beobachtung einer vernünftigen Lebens- und Ernährungsweise nicht zu erlahmen. Gewissermaßen als Belohnung für die Sorgfalt verschwindet dann auch dieser Rest.

Unterstützung durch hömöopatische Mittel

Während der Heilfastenbehandlung können wir die Heilung von Hautkrankheiten noch mit homöopathischen Arzneien unterstützen. In diesem besonders sensibilisierten Zustand wird seine Konstitution mit Hochpotenzen (zum Beispiel Sulfur, Ameisensäure) umstimmend- ordnend angepackt. Aber auch Reizkörperbehandlungen durch Eigenblutinjektionen können vorteilhaft und umstimmend wirken. Der Ackerschachtelhalm *(Equisetum arvense)* wird als angenehm, lindernd und dem Ekzemheilungsprozeß förderlich empfunden, bei örtlicher Anwendung in Form einer Teeauflage oder als Sitz- oder Vollbad in Schachtelhalmtee. Das Badewasser soll nicht über 38 C heiß sein!

Unreine Haut, Hautgrieß und Akne sind weit verbreitet.

Weizenkleiebad

Während der Fastentherapie kann man einen Versuch machen, sie durch ein Weizenkleiebad zu bessern. Man nimmt 250 g Weizenkleie, 200 g Eichenrinde, 100 g Malve, 100 g Eibisch und 100 g Kamillenblüten, läßt erst die Weizenkleie aufkochen, gibt dann die anderen Kräuter dazu, läßt 10 Minuten ziehen und gießt den filtrierten Absud ins Badewasser, das auch nicht über 38 C haben sollte. Kräftiges Bürsten (z. B. mit einem kräftigen, rauhen Massagewaschlappen), immer zum Herzen hin, erhöht die Wirkung.

Nach jedem Bad ist eine Einreibung oder leichte Massage mit einem milden, guten pflanzlichen Hautfunktionsöl zu empfehlen. Wenn der Hautgrieß durch Baden und Bürsten nicht völlig entfernt werden kann, dann reibt man diese Stellen mit einem Bimsstein in kleinen Kreisen mit geringem Druck ab und fettet anschließend ein.

Wie kann man eine Rückkehr des Hautleidens nach dem Heilfasten vorbeugend verhindern?

Rückkehr der Hautleiden vermeiden

Die Kost sollte möglichst industrielle Gewürze, Kochsalz sowie Schweinefleisch, Wurst und Schokolade meiden. Anstelle des Kochsalzes kann eine milde Salzung mit Meersalz oder Titro-Spezialsalz (Kochsalzersatz auf Kaliumchloridbasis) treten. Die Ernährung sollte rohkost- und obstreich sein, viele Ballaststoffe und dafür wenig Fleischeiweiß enthalten und überwiegend alkalisch sein (Tomaten, Obst, Kartoffeln, Karotten, Süßmost, Milch). Man sollte nicht mehr essen, als zur Sättigung des Hungergefühls erforderlich ist.

Darmbäder Im Fasten sind meistens wöchentliche Darmbäder zu empfehlen, und am Ende des Fastens sollte eine Regeneration der Dickdarmflora mittels Koli-Lebendvakzinen in dickdarmlöslichen Kapseln beginnen. Wie häufig ist eine Ekzemursache im gestörten Darmmilieu zu suchen! Bekannt sind die weiteren Vorschläge: Hautpflege (auch Trockenbürsten), wohldosierte Licht- und Luftbäder, völlige Alkohol- und Tabakabstinenz, Weiterbehandlung mit geeigneten homöopathischen Arzneien. Für die Nachfasten- und Aufbauzeit erhält der Patient Regeln der Lebens- und Ernährungsweise. Konsequentes — auch aktives — Befolgen dieser Regeln läßt die kranken Stellen der Haut einschmelzen und anschließend ausheilen.

Aufregungen, Ärger und Spannungen des Alltags spiegeln sich auf der Haut wider; jährliche Wiederholungen des Heilfastens helfen dann, die innere und äußere Harmonie herzustellen.

Krankheiten der Verdauungsorgane

Verstopfung Bei den Krankheiten der Verdauungsorgane ist die *Obstipation* (Verstopfung) am häufigsten verbreitet. Erstaunlicherweise begegnet man oft einer Einstellung, die dieser Erscheinung nicht angemessen Rechnung trägt. Viele nehmen täglich Abführmittel, ohne lange darüber nachzudenken. Es scheint einige Menschen gar nicht zu stören, wenn sie nur jeden 2. oder 3. Tag und dann jeweils nur einmal den Stuhl entleeren. Normalerweise sollte der Mensch jedoch mindestens einmal täglich eine Darmentleerung haben, beinahe genauso häufig, wie er üblicherweise seine Mahlzeiten zu sich nimmt: „Einfuhr gleich Ausfuhr", um es grob zu formulieren.

Eine Vielzahl von Krankheiten und Ärgernissen läßt sich auf den Darm als Ursprung zurückführen: einfacher Kopfschmerz, Rheuma (auch das der Gelenke), auch Herz- und Nierenleiden, Unreinheiten der Haut, sogar Darmkrebs. Der Araber nennt das Gebiet von Magen und Darm den „Vater aller Trübsal".

Die einseitig unter dem Gesichtspunkt des Gaumenkitzels zusammengestellte, chemisch konservierte, gefärbte, verwürzte und totgekochte Kost, dazu noch schlecht gekaut und zu wenig eingespeichelt, „ist das Mistbeet, auf dem die Sprechstundenfrüchte dem Arzte entgegenreifen" (O. Buchinger sen.).

Es wird nun ein Teufelskreis in Gang gesetzt: Die gesunde, lebensnotwendige Darmflora entartet, abnorme Gärungs- und Fäulnisvorgänge führen zu einer Aufblähung des Darms, bringen oft kolikartige Schmerzen in der Leber-, Magen- oder Milzgegend, beklemmen die Atmung und behindern das Herz bzw. stauchen das Zwerchfell nach oben. Sehr bald beginnen Rheuma, Kopfschmerz und allgemein schlechtes Befinden sich bemerkbar zu machen. Nun versucht man, mit Medikamenten eine Besserung herbeizuführen, häufig jedoch vergeblich. A propos Abführmittel: Auch der Aufdruck „rein pflanzlich", mit dem viele Abführmittel den Eindruck der Harmlosigkeit erwecken wollen, sollte uns nicht in falscher Sicherheit wiegen. Schließlich gibt es viele pflanzliche Giftstoffe, und Aloe und Senna z. B. als darmreizende und somit abführende Substanzen sind auf Dauer schädlich.

Abführmittel sind auf Dauer schädlich

Dieser Teufelskreis führt dann schließlich dazu, daß der Patient am Rande der Verzweiflung im Krankenhaus landet. Der Darm ist ein stark überdehnter, verstopfter „Wind- und Kotsack" geworden, der schließlich auch die Anhangsorgane, wie Leber, Gallenblase und den drüsenähnlichen Wurmfortsatz, die „Darmtonsille", schädigt.

Vom Darm aus werden Blut und Gewebe fortlaufend vergiftet, eventuell beginnt der Stuhl auch zu gären. Die Schädigung der Darmbakterien läßt schließlich auch mancherlei Störungen der Hautnerven eintreten (Vitamin-B-Mangel) — eine in der Zeit der stark industrialisierten, an Naturwerten verarmten Kost häufige Erscheinung. Selbst der Fastende, der nicht an Stuhlverstopfung leidet, ist höchst erstaunt, welche Mengen verhärteter alter Ablagerungen bis über die Mitte der Behandlung hinaus den Darm noch aus den Dickdarmbuchten verlassen.

Behandlung

Was läßt sich in einer solchen Lage tun?
Man beginnt sinnvollerweise mit einer Untersuchung der Darmbakterienflora. Dann Fasten! Vorsichtige Darmbäder mit speziell zusammengestellten Tees, homöopathischen Arzneien, zur Lockerung des Magen-Darm-Gebiets Atem- und Entspannungsübungen.
1 — 2 Tage vor dem Fastenbrechen beginnen wir damit, den Darm gewissermaßen neu mit einer gesunden Bakterienflora auszustatten, indem wir anfangs täglich 2, dann täglich jeweils 1 dickdarmlösliche Kapsel verschlucken, die mit hilfsbereiten „bakteriellen Untermietern" gefüllt ist. Sie schaffen nun wieder eine „freundliche Atmosphäre", siedeln sich an und helfen uns, die gesunde Kost zu verdauen.
Der Darm ist unser natürlicher Wurzelbereich, den wir mit naturnaher Kost pflegen müssen, um gesund zu bleiben. Antibiotika (zum Beispiel Penicillin) wirken sehr schädlich auf die Darmflora und damit den Darmzustand. Aber auch dem Weißzucker und den Zuckerwaren gegenüber ist Vorsicht am Platz. Schon eine 3%ige Zuckerlösung hemmt und schädigt nachweisbar das lebensnotwendige bakterielle Milieu unseres Darms und verschafft den gesunderweise dort nicht vorkommenden Bakterien und Sproßpilzen, sog. „Opportunisten", ausreichende Lebensbedingungen.

Was kann zusätzlich getan werden?
Natürliche Abführmittel, wenn sie überhaupt noch er-

forderlich sein sollten: Leinsamen (gut kauen) und Feigen (gehackt und eingeweicht, evtl. in Pflanzenöl eingelegt und gequollen), vielleicht Hafer- bzw. Weizenkleie. Manchmal helfen auch reife (also nicht grüne) Oliven wegen ihres natürlichen Ölgehalts, wenn sie vorher kräftig gewässert wurden. Weiter seien genannt: Haselnüsse, Waerland-Vollkornbrot (aus Weizen, Gerste, Roggen, Hafer) sowie eingeweichte Trockenpflaumen. Wir sollten diese natürlichen Stuhlregulierungsmittel sehr gründlich kauen und vor allem reichlich Flüssigkeit zuführen.

Bauchmuskeltraining Ergänzen können wir die Kraft der Därme durch ein regelmäßiges Bauchmuskeltraining, am besten anfangs mit Übungsleiter, sowie durch die externe (äußerliche) Dickdarmmassage: langsam schiebende, nur wenig drückende Faustbewegung über dem Verlauf des Dickdarms, auch hierbei ist anfangs eine Unterweisung notwendig (F. X. Mayr).

Magen-Darm-Geschwüre Bei *Magen-Darm-Geschwüren* ist im allgemeinen ein regelrechtes Fasten nicht angezeigt, dafür eher eine erholsame, beruhigende Atmosphäre, besondere natürliche Diät (Kartoffelrohsäfte), kalorienreduzierte Diät und fachärztliche Behandlung (endoskopische Kontrolle *Gastritis* nach 4 Wochen). Ähnliches gilt auch für die *Magenschleimhautentzündung* (Gastritis), bei beiden Alkohol- und Nikotinverbot!

Ungeachtet der oft guten Resultate der Fastenbehandlung bei Darmkrankheiten kann doch stets erst nach genauer ärztlicher Untersuchung (z.B. Endoskopie) und Beratung eine Entscheidung gefällt werden. Wird das nicht beachtet, so werden Enttäuschungen nicht erspart bleiben.

Allergien

Unter Allergien werden Überempfindlichkeitserscheinungen verstanden, teils abgeborener, teils erworbener Art. Nicht nur Bronchialasthma, sondern auch *Heufie-*

ber, Heuschnupfen, Nesselsucht, manche Formen von Hautschwellungen gehören zu den allergischen Krankheitserscheinungen. Auch bei diesen Erscheinungen greift das Heilfasten zusammen mit der homöopathisch-arzneilichen Behandlung ausgesprochen günstig ein. Die Überempfindlichkeit des Organismus gegen bestimmte Stoffe wird gemildert, die Krankheitserscheinungen werden erträglich gemacht.

Günstige Wirkung des Heilfastens

Bei den *bronchialasthmatischen Krankheitsbildern* wirkt das Heilfasten mildernd, lösend und meist auch heilend. Selbst das allergische und im allgemeinen schwer zu beeinflussende Asthma wird häufig durch das reizdämpfende Fasten gebessert. Die seelische Führung ist aber während der Behandlung von großer Bedeutung, denn fast alle asthmatischen Zustände haben eine störende, ja verschlimmernde psychische Komponente. Sich mit ihr erfolgreich auseinanderzusetzen, heißt, erst wirklich Heilung für den Patienten erwirken.

Asthma

Homöopathische Mittel unterstützen die Behandlung; noch wirksamer ist aber hier der individuell pädagogisch richtig angesetzte Atemunterricht. Für den Asthmakranken heißt es also: Fasten, vernünftige Bewegung in frischer Luft und gelöstes, ergiebiges Atmen.

Atemtherapie

Krankheiten der Nieren und der ableitenden Harnwege

Nierenentzündung

„Der Urin des Fastenden heilt seine eigenen Wege" (O. Buchinger sen.). Während der Behandlung versucht der Körper, Nierengrieß und auch -steine abzustoßen. Auch auf die akute *Nierenentzündung,* ja, selbst auf ihre bereits chronischen Formen wirkt Fasten bei täglicher hoher Flüssigkeitszufuhr heilsam.

Schrumpfnieren

Bei *Schrumpfnieren* führt das Heilfasten zu einer Lebensverlängerung. Allerdings kann nur ein erfahrener Arzt den Erfolg beurteilen; denn es ist kein günstiges Zeichen, wenn sich der erhöhte Blutdruck der Schrumpfnierenkranken unter dem Einfluß des langen Fastens

113

nicht senken will. Aber selbst hier verbessert das Fasten das gesamte Befinden. Die Wasseransammlungen in den Geweben werden verringert.

Besondere Diät

In allen Fällen von Nierenkrankheiten ist jedoch nach dem Fasten unter Berücksichtigung der Laborwerte eine besondere Diät anzuordnen, die über eine längere Zeit hinweg anzuwenden ist. Homöopathische Arzneien wirken meistens sehr günstig.

Im großen und ganzen ist zu sagen, daß das Heilfasten bei Krankheiten der Nieren und der ableitenden Harnwege eine besonders genaue Diagnosestellung erfordert. Je nach dem Ergebnis dieser Diagnose kann der Arzt eine gezielte Fastenbehandlung ansetzen und durchführen. Ultraschalluntersuchungen (evtl. weitergehende Diagnostik) sind vorher notwendig!

Frauenkrankheiten

Die Herkunft auffälliger Erscheinungen, wie Unterleibsschmerzen, Anschwellungen, Blutungen oder Blutungsunregelmäßigkeiten, muß erst geklärt werden.

Wechseljahr-beschwerden

Die Fastenbehandlung entfaltet bei Wechseljahrbeschwerden die denkbar besten Wirkungen. Wegen mangelhafter Produktion von Eierstockhormonen (evtl. verbunden mit Fettleibigkeit) suchen viele Patientinnen alljährlich mit Erfolg eine Fastenklinik auf.

Andere Frauenleiden

Auch andere typische Frauenleiden werden oft entscheidend gebessert: Die Neigung zu Schwangerschaftserbrechen wird gemildert, häufig sogar beseitigt, ebenso die Neigung zu Fehlgeburten. Die Erfahrung lehrt, daß gutartige Geschwülste der Gebärmutter, wie zum Beispiel das Myom, im längeren Fasten eine Tendenz zur Verkleinerung zeigen.

Chronische Vergiftungen

Das Heilfasten wirkt als Regenerationsbehandlung nicht

nur günstig auf die vielfältigen chronischen Vergiftungs-
zustände, die sich aus dem Arzneimittelmißbrauch her-
leiten, sondern der große Reinigungsbesen dieser Methode wirkt auch segensreich auf die Folgen chronischen
Alkohol- und Tabakmißbrauchs.

Alkohol- und
Tabakmißbrauch
Die bitteren Tatsachen über den Alkohol, die Folgen des
unkontrollierten Genusses sind weitgehend bekannt,
aber auch die heimtückischen Wirkungen des Tabaks.
Wer aber unter einer Tabak- oder Alkoholsucht seine
Willenskraft bereits völlig eingebüßt hat, kann auch vom
Heilfasten kaum eine wesentliche Besserung oder gar
Heilung erwarten, kann jedoch hoffen, während der
Behandlung durch häufige Gespräche mit dem Arzt und
die freundliche Atmospäre zusammen mit sportlicher
Betätigung eine Wende hin zur Abstinenz einzuleiten.

Sogenannte Nervenleiden

Migräne
Bei der Besprechung der sogenannten Nervenleiden
müssen wir nun ganz besonders die *Migräne* und die
chronischen Kopfschmerzen erwähnen, die in den meisten Fällen unter der gleichzeitigen homöopathisch-
arzneilichen Behandlung vorzüglich auf das heilende
Fasten reagieren.

Zu Beginn der Behandlung hat man den Eindruck, als
bäume sich die ursprüngliche Krankheit reaktiv noch
einmal auf. In der folgenden Zeit treten die Anfälle fast
ausnahmslos seltener und leichter auf, um häufig nach
1—2 Fastenwiederholungen vollständig aufzuhören.
Freilich ist die Änderung der Lebens- und Ernährungsweise eine Vorbedingung. Wer freilich zu Hause dieselben Fehler macht wie früher, wird auch bald nach dem
Fasten wieder seinen Rückfall haben. Die bewährtesten
homöopathischen Mittel zur Behandlung der Migräne
sind Gelsemium, Iris versicolor, Digitalis oder Spigelia.

Neuralgien,
Schlaflosigkeit
Ähnlich erfolgreich fasten dürfen häufig die Kranken,
die unter *Neuralgien, Nervenentzündungen, nervösen*
Störungen mannigfaltiger Art, ja auch solche, die unter

115

chronischer *Schlaflosigkeit* leiden. Allerdings müssen die letzteren unter dem Fasten eine anfängliche, aber vorübergehende reaktive Verschlimmerung ihrer Schlaflosigkeit in Kauf nehmen; auch hier wirkt die Unterstützung durch homöopathische Mittel manchmal Wunder. *Neurastheniker* (psychoneurotisch labile Menschen) sind bessere Faster, als man zu glauben geneigt ist. Wenn sie ihre quälenden seelischen Erscheinungen auch nicht immer völlig verlieren, so mildern sich diese Beschwerden doch meistens. Die seelische Betreuung und die lösende Aussprache mit dem Arzt spielen allerdings eine Hauptrolle.

Neurastheniker

Bei manchen Neurasthenikern aber — vor allem praktisch bei sämtlichen echten Formen der Hysterie — scheint das verkrampfte seelische Gefüge eine besondere Art einer aushilfsweisen Stabilisierung zu sein, die aus einer inneren Notlage des Organismus geboren ist. Dieses gefährliche „Notverordnungs-Gleichgewicht" darf durch das Fasten nicht gestört werden.

Es ist eben unerläßlich, daß der Fastenarzt auch ein guter Menschenkenner sein muß. Sonst wird er bei schweren Formen der Neurasthenie und bei einer echten Hysterie große Schwierigkeiten erleben.

Drüsenstörungen

Fasten wirkt bei Störungen ausgleichend, Überfunktionen werden gedämpft und Unterfunktionen angeregt. Heilfasten harmonisiert das Gleichgewicht des Körpers.

Weitere Krankheiten

Hier sei auch erwähnt, daß im allgemeinen solche Kranken, die durch eine hinter das Brustbein vordringende vergrößerte Schilddrüse an Atembeklemmung leiden, mit ausgiebigem Fasten um die drohende Operation herumkommen können. Es handelt sich allerdings

116

Kropf   dabei um sogenannte *parenchymatöse (Kolloid-)kröpfe.* Eine medikamentöse Unterstützung ist in diesen Fällen jedoch oft erforderlich. Basedowkrankc bilden aber eine Ausnahme, sie dürfen nicht fasten!

Warnung vor sogenannten Herdstreuungsgefahren

Während der Behandlung beobachtet der Fastenarzt bei nicht wenigen Patienten Erscheinungen, die viele Gemeinsamkeiten mit grippalen Infekten haben. Bei auffällig erhöhter Körpertemperatur fühlen diese Patienten sich „grippös", ohne daß typische Erkältungszeichen vorhanden sind. Kopfschmerzen und Störungen des Hautgefühls werden beklagt. Herz- und Kreislaufstörungen mancher Art machen Beschwerden, rheumatische Störungen werden aktiv, bislang stumm gebliebene rheumatische Ablagerungen quälen sehr, ja, eine gedrückte, schwarzseherische Stimmung gefährdet die ganze Behandlung und belastet das Verhältnis des Patienten zum Arzt, da der erstere an der Sicherheit ärztlicher Diagnose und Verordnungen zweifelt und den Hinweis nicht ohne weiteres anzunehmen bereit ist, es handle sich um eine bloße Krise.
Niemand hat nach solchen oder ähnlichen Zwischenfällen die Berechtigung, an dem überragenden Wert des Heilfastens zu zweifeln. Jedoch sollten uns die geschilderten Krisen, aber auch sogenannte Durchblutungsstörungen (die vielseitig sind), Leber-Galle-Symptome, Blutunterdrucks-Regulationskrisen und sich lebhaft meldende Rheumaschmerzen an die Vorbedingung einer Heilfastenbehandlung gemahnen: an die gründliche „Flurbereinigung", sofern die Krankheitsvorgeschichte und die Detektivarbeit ärztlicher Streuherdsuche hinreichenden Verdacht lieferte.

Nervtote Zähne können gefährlich werden

Ein nervtoter Zahn ist grundsätzlich mit Mißtrauen zu betrachten, gleichviel, ob er sich selbst bei sorgfältiger zahnärztlicher Röntgendiagnostik als (scheinbar) unverdächtig präsentiert oder als — vielleicht nur leicht gereizt. Gegenüber chronisch gereizten Gaumenmandeln und Nasennebenhöhlen, auch im Vergleich zur chronischen Wurmfortsatzentzündung und zur vom chronisch gereizten Dickdarm verursachten Streuherdkrankheit sind die Zahnherdkrankheiten bei weitem bedenklicher. Jeder nervtote Zahn ist mindestens ein möglicher Streuherd, wofür das häufig zitierte Wort gilt: kleine Ursachen, große Wirkungen.

Obwohl allgemein bekannt ist, daß z.B. zahnwurzelverursachte Streuherdvergiftungen bei radikaler Gebißsanierung vermeidbar sind, begegnet man diesen Erscheinungen oft in ärztlichen Sprechstunden, in inneren Abteilungen des Krankenhauses, in Rheumaambulanzen und in überlasteten Schwerkrankenabteilungen der Rheumakurorte.

Der Arzt und gerade der Fastenarzt (da das Heilfasten häufig wie ein unfreiwilliger und umfassender Herdtest wirkt) müßte eine Persönlichkeit unbestechlicher Autorität über die ihm anvertrauten Patienten sein und sie veranlassen, mit Hilfe des Zahnarztes gegebenfalls die nervtoten Zähne zu sanieren.

Welche den Patienten inspirierende Kraft der Überzeugung, welcher Ansporn zu entschlossener Tat gehört zur radikalen Therapie, aber auch, welche Neigung zum faulen, bequemen und gefährlichen Kompromiß droht da täglich!

Andere Streuherde

Selbstverständlich müssen wir noch nach möglichen anderen Streuherden fahnden. Jedoch lehrt die ärztliche und zahnärztliche Erfahrung, daß viel mehr noch als andere Stellen nervtote Zähne (und auch noch durchnervte, jedoch entzündlich impaktierte Weisheitszähne) zur Streuherdverseuchung des Körpers neigen.

Aus der Fülle der Beobachtungen und Überlegungen müssen wir die Folgerung ziehen, daß das Heilfasten kaum einen beginnenden Zahnstreuherd ausheilen kann, wohl aber, daß dieser sich im Fasten schmerzhaft bemerkbar macht und durch zahnärztliche Hilfe saniert werden kann. Gelegentlich werden leichtere Herdstörungen mit einfachen Fastenkrisen verwechselt.

Roedersche Mandelbehandlung

Die Roedersche Mandelbehandlung lenkt manchen noch geringen Zahnherdeinfluß über die Gaumenmandeln ab. Das ist sogar unter Beachtung des zeitlichen Zusammenhangs meßbar. Wie lange aber kann der Organismus gegenüber dem (vielleicht) wieder beruhigten Herd abgeschirmt werden? Die Störfeldzeichen sind manchmal schon nach Stunden oder nach wenigen Tagen des Fastens überwunden, oder aber — das nagende Fasterblut hat die Scheinabkapselung der heimlich glimmenden Zahnwurzelentzündung beschädigt. Nun sickert das gefährliche Agens über viele Wege in den ganzen Organismus. Störfelder melden sich unter vielerlei Reaktionsbildern mit Alarm, vielleicht gar mit fieberhafter Gesamtabwehr im Fasten.

Gefahr der chronischen Krankheit droht

Wird dennoch alles übersehen und nicht gleich zugepackt, dann können im Extremfall die Tage einer solchen Fastenkrise in die chronische Krankheit, in Siechtum übergehen. Wahrscheinlich ist nun den Heilkräften bzw. Abwehrtruppen der Weg verbaut. Nicht das Heilfasten, sondern der Arzt (der die Stunde des rechten Zugriffs versäumte) ist schuld oder der Patient, der sich hartnäckig den eindringlichen Empfehlungen widersetzte. An dem unvergleichlichen therapeutischen und prophylaktischen Wert des Heilfastens und der Naturheilweisen überhaupt ist nicht zu zweifeln. Die Aufmerksamkeit eines jeden Arztes wird aber auch dann dem Anzeichen eines gefährlichen Herdgeschehens (Zähne, Gaumenmandeln, Nasennebenhöhlen) gewidmet sein, wenn noch keine ausreichenden klinischen Verdachtsmomente vorliegen und auch Röntgenfotos und Laborkontrollen unbedenklich zu sein scheinen. Jedem Patienten, der sich dem Fasten anvertrauen möchte, sollte man, wie das Sprichwort sagt, „auf den Zahn fühlen".

119

Zahnpflege nicht nur im Fasten, sondern gerade außerhalb der Fastenzeiten

Wichtig für die Zahnpflege ist folgendes:
1) Ballaststoffreiche Kost einnehmen, die durch Kauen zerkleinert werden muß.
2) Zahnpflege:
   a) mindestens 2mal täglich mit der richtigen Zahnbürste (keine Naturborsten) die Zähne pflegen: nach dem Frühstück, nach dem Abendessen; Zahnbürste dann mit dem Kopf nach oben in das Glas stellen;
   b) die richtige Technik anwenden: nicht hin- und herwischen! Die Zähne von allen Seiten bearbeiten.
   Die sogenannte Munddusche kann, wenn sie mit einfachem Leitungswasser gespeist wird, bei sinnvoll-zweckmäßiger Anwendung nützlich sein zur Gesunderhaltung der Zähne, zur Verhinderung üblen Mundgeruchs.

Fragen zum Fasten

Gibt es eine sogenannte Entschlackung?

In gewissen Preseorganen wird das bezweifelt. Es gibt sie aber, wie wir aus folgendem Hinweis sehen: Dr. R. Takahashi (Universität Tokio/Japan) veröffentlichte 1987 eine Untersuchung (Archives of Biochemistry and Biophysics Band 257, Seite 200—206), bei der die Zellinhaltsstoffe von Mäusehirnen und Mäuselebern bei einer ad-libitum-Ernährung (einer beliebigen also), bei 80 % Nahrungseinschränkung und schließlich bei 40 % Nahrungseinschränkung untersucht wurden (70 Tage Dauer). Anfänglich fanden sich in den Gehirnen 35 % defekter, funktionsuntüchtiger Eiweißenzyme (sogenannte Defektenzyme), am Schluß waren nur noch 10 % davon vorhanden, in den Lebern waren es anfänglich 25 %, a, Schluß waren die Defektenzyme kaum noch nachweisbar. Außerdem nahm die gesunde Aktivität der Tiere (verglichen mit den Kontrollgruppen) deutlich zu.
Es ist bekannt, daß mit zunehmendem Alter auch die Zahl der Defektenzyme zunimmt — also kann man daraus schließen, daß das Fasten ein reinigender Prozeß ist, in dem zwar der Körper auf körpereigenes Eiweiß zurückgreift, aber eben diese Defektenzyme abbaut. Man sollte sich nicht an dem Wort „Entschlackung" reiben, denn es ist ein historischer Ausdruck, für Laien verständlich und eine bessere Bezeichnung nicht zu finden.

Wie entstehen solche Schlacken?

In die Berechnung des Eiweißabbaus gehen ausscheidungspflichtige, stick-stoffhaltige Substanzen („Schlacken") ein, die bei der üblichen Form der Luxus-Überernährung im sogenannten Intermediärstoffwechsel (Stoffwechsel, der zwischen Beginn und Ende der Nahrungsaufnahme liegt), quasi vor der Ausschleusung durch Nieren, Darm und Haut, aufgestaut werden. Ob man sie nun „Schlacken" nennt oder mit den für Laien meist unverständlichen, aber exakten biochemischen Namen bezeichnet, ist müßig.

Riskiert man im Fasten Muskel- und Mineralschwund? Ist der Kreislauf gefährdet?

Nein! Tägliche Blutdruckkontrollen (nicht nur im Sitzen, sondern meist als kleiner Kreislauffunktionstest) unterrichten den Patienten wie den Arzt über die Zirkulationsverhältnisse. Gymnastik und geeignete Medikamente unterstützen diese. Ein wesentlicher Schwund von Muskulatur, von Muskeleiweiß tritt nur bei einem ausgesprochen passiven Verhalten des Patienten ein: Gymnastik, Wandern und Spaziergehen vermeiden einen Verlust an Muskeleiweiß. Von dem Ende der 2. Fastenwoche an beginnen wir mit einer Eiweißsubstitution in Form von Buttermilch. Auf diese Weise wird aller Erfahrung nach auch nach einem 4-Wochen-Fasten kein wesentlicher Muskeleiweißbestand abgebaut. Der Gewichtsverlust in der 1. Woche ist hauptsächlich auf den Wasserverlust als Folge der Kochsalzausscheidung zurückzuführen.

Gewiß werden im Fasten Mineralien ausgeschieden; jedoch auch neue Mineralvorräte aus Gemüsebrühen, Obstsäften, Mineralwässern und gegebenenfalls Mineralpräparaten zugeführt. Im Heilfasten geht eine sogenannte Transmineralisation vor sich, gewissermaßen im Sinne des Wortes: „Tausche alt gegen neu".

Mit der Flüssigkeits- und Mineralausscheidung ist eine allgemeine Entspannung verbunden, die sich vorteilhaft am Blutdruck, im Kreislauf und in der Spannung der Körpergewebe bemerkbar macht. Man empfindet das manchmal als einen angenehm gelösten Zustand, mitunter auch als — vorübergehende — große Müdigkeit.

Wie ist das mit der Flüssigkeitszufuhr beim Fasten?

3 Liter Mindesttrinkmenge pro Tag ist das, was wir unseren Patienten eindrücklich immer wieder nahelegen. Diese Zufuhr setzt sich aus Mineralwasser, Fruchtsäften und Fastenbrühe (ein Absud aus Gemüsesorten, der 30—70 kcal pro Suppentasse enthält) zusammen. Bei der Flüssigkeitszufuhr wird selbstverständlich die Herzmuskelfunktion berücksichtigt (denn auch Patienten mit einer individuellen Diät sind bei uns gehalten, reichlich zu trinken).

Grund für die Trinkmenge: Verhinderung einer zu massiven Anhäufung von Säurestoffen (Ketonkörper) im Blut, Erzielung einer besseren Ausscheidung über die Nieren. Auch die im Fasten ansteigende Harnsäure wird so etwas besser ausgeschieden, hier muß man jedoch in Einzelfällen medikamentös nachhelfen (z. B. mit Allopurinol).

Warum starben in den USA viele Patienten an Herzversagen bei (totalem) Fasten?

Wir führen kein solches gefährliches Fasten, wie es dort ausgeübt wurde, durch. Diese Amerikaner hatten (und das wurde merkwürdigerweise immer verschwiegen) nur Mineralwasser (oder destilliertes Wasser) und Industriegelatine (!) während ihrer „last chance diet" zu sich genommen. Dieses Vorgehen hat es in unserem Hause noch nie gegeben, und eine sogenannte Nulldiät (allein nur Mineralwasser) wird bei uns auch nicht durchgeführt. Diese Art des Fastens ist als bedenklich anzusehen und vom ärztlichen Standpunkt strikt abzulehnen.

Werden beim Fasten Kohlenhydrate verabreicht? Und wie hoch sind die Energielieferanten kalorisch bemessen?

Im Buchinger-Fasten belaufen sie sich auf 200 — 400 Kilokalorien täglich. Sie bestehen aus Gemüsebrühen, Bienenhonig, Fruchtsäften, außerdem befinden sich darin Vitamine, Mineralstoffe und Eiweiß. Es handelt sich beim Buchinger-Fasten also nicht um eine sogenannte Nulldiät. „Die Körperfette verbrennen im Feuer der Kohlenhydrate." Somit vermeidet das Buchinger-System nicht nur jegliche Mangelerscheinung; der effektive Abbau des Speicherfetts wird sogar verstärkt (der Fachausdruck hierfür lautet: spezifisch-induktiver Effekt).

Hält der Erfolg an?

Wenn man das fortsetzt, was man während des Fastens gelernt hat (aus Gesprächen mit dem Arzt, bei Küchenführungen und durch Vorträge), und sich konsequent an die erlernte Ernährungsform hält, wird die Gewichtszunahme nach dem Fasten nur sehr gering sein.

Bei konsequenter Fortsetzung einer vernünftigen Ernährung und besseren Verteilung der Mahlzeiten (morgens gut, mittags relativ gut, abends mager) wird der Erfolg gefestigt oder verstärkt. Man sollte eine kalorienreduzierte Mischkost einhalten, das regelmäßige Biertrinken unterlassen, das häufig aufschwemmt und fett macht, und sich konsequent körperlich betätigen, bewegen.

Dürfen magersüchtige Menschen fasten?

Menschen mit krankhaft nervöser Appetitlosigkeit (Anorexie) lassen wir begreiflicherweise nicht fasten. Nach sorgfältiger Aufnahme, einem Sichkennenlernen, Vertrauen-zueinander-Fassen wird man sich für eine individuell zusammengestellte, höherkalorische vegetarische Diät entscheiden und — last not least — für eine gesprächstherapeutische Fürsorge. Freilich wird man bereit sein, gegebenenfalls — ohne falschen Stolz — einen ortsansässigen Psychiater hinzuzuziehen, vielleicht im Falle mangelnder Kooperation die Behandlung abbrechen.

Hingegen ist die Bulimie (pathologischer Hunger mit anschließendem, selbstausgelöstem Erbrechen) gut geeignet für eine Heilfastenbehandlung; selbstverständlich wird die Therapie ebenfalls durch die Gesprächstherapie ergänzt.

Kann das Heilfasten einem Schlaganfall vorbeugen?

An 2 Patientengruppen (Patienten und Kontrollgruppe) wurde mittels einer klinischen Untersuchungsreihe der Einfluß des Fastens auf die Blutfließfähigkeit untersucht. Übergewichtige haben deutlich zäher fließendes Blut als Normalgewichtige, außerdem verklumpen bei Übergewichtigen die roten Blutkörperchen leichter (das behindert auch'den Stofftransport), und die roten Blutkörperchen sind nicht so verformbar (ein weiterer Faktor für die

Fließfähigkeit des Bluts) wie bei Normalgewichtigen. Dies bedeutet, daß es bei Übergewichtigen eher zu einer unterkritischen Durchblutung des Gehirns mit der Folge eines „Schlaganfalls" kommen kann als bei Normalgewichtigen (abgesehen von anderen Risikofaktoren). Hier kann durch Fasten die Fließfähigkeit des Bluts bedeutend verbessert werden (Minderung des Risikos z. B. von Schlaganfällen), insgesamt werden somit Herz-Kreislauf-Risiken gemindert.

Bisweilen erlebt der Fastende einen Stimmungsumschwung, fühlt sich distanziert vom Alltäglichen bei gesteigertem Daseinsgefühl. Läßt sich diese Euphorie auch medizinisch erklären?

In Übereinstimmung mit der Forschung kann man folgendes sagen: Durch die Vermehrung bestimmter Abbauprodukte (sog. Ketonkörper) im Fasten kommt es zu einer Reizung von Endorphinrezeptoren („Opiatrezeptoren") im Gehirn. Damit kommt es auch zu einer leichten euphorischen Stimmung — der Fastende fühlt sich frei, er fühlt einen „Ideenanflug" — , fühlt sich beflügelt. Das führt häufig auch zu neuen Einsichten, zum Erkennen neuer Dimensionen des eigenen Lebens.

Die Anachoreten (Einsiedler) des frühen Christentums suchten sich auf ihre Weise vom Alltäglichen zu befreien: durch Fasten und Beten. Das Fasten war für sie eine Möglichkeit, ihre Lebensschau zu vertiefen, während sich der Körper auf diesem Wege regenerierte. Zeitweilig sich auch heute des Angebots einer schöpferischen Pause zu bedienen, wäre das nicht gut für gehetzte Menschen in führenden Positionen, die eine Konferenz und ein Arbeitsessen nach dem anderen absolvieren, mit dem Flugzeug oft durch mehrere Zeitzonen reisen? Das Fasten ist eine Erholung, eine temporäre, regenerierende Zuflucht.

Nachwort

Das Ideal biologischer Therapie könnte sein, die Heilkräfte des Organismus durch durch Fortlassen von Schädlichem und zugleich durch Gaben natürlicher Medikamente derart zu befreien und anzufachen, daß sie in der allgemeinen Mobilmachung akute und chronische Krankheiten überwinden können. Begreiflicherweise sind solchem Tun Grenzen gesetzt.

Aber mit welcher Therapie könnte man in unbedenklicher Weise alles so schnell und nachhaltig erreichen, wie es zumeist die Ungeduld des Patienten wünscht?

Daher müssen wir den letzten Satz berichtigen: Wir streben durch die Behandlung des Kranken an, die Gesundheit soweit wie möglich und auch nachhaltig wiederherzustellen in der Zeit, die die Natur für einen solchen Regenerationsprozeß benötigt.

Diesem Prinzip kommen die Naturheilweisen und in fast idealer Weise gerade die Fastenbehandlung entgegen. Das Heilfasten, das den Körper zu regenerieren vermag, lehrt Bedürfnislosigkeit, Einfachheit. Aus der Bedürfnislosigkeit erwächst uns Freiheit.

In Bedürfnislosigkeit, Einfachheit und Freiheit finden wir wieder den Weg aus dem lärmerfüllten, nervösen Getriebe unserer Zeit zu uns selbst, zu unserer Ewigkeit.

Register

Gesundheit für alle

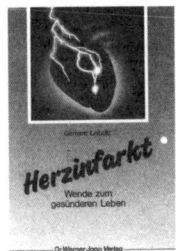

Herzinfarkt – Wende zum gesünderen Leben

von Gerhard Leibold, 111 Seiten, 4 Zeichnungen, kartoniert,
14,8 x 21 cm, 1988
ISBN 3-926955-01-5   *DM 14,80*
Das Buch enthält Konzepte zur Infarktvorsorge und zur Nachsorge nach
einem überstandenen Infarkt. Risikofaktoren, Frühwarnzeichen und
Spätfolgen werden beschrieben. Ausführlicher Test, ob man selbst
infarktgefährdet ist.

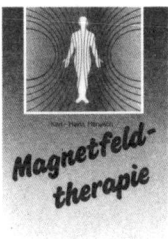

Magnetfeldtherapie

von Karl-Heinz Hanusch, 76 Seiten, 4 Fotos, kartoniert,
14,8 x 21 cm, 1988
ISBN 3-926955-02-3   *DM 12,80*
Die Magnetfeldtherapie ist u. a. in der Lage, Patienten schnell und anhal-
tend von akuten Schmerzen zu befreien oder chronische Schmerzen zu
lindern. Sie kann helfen, wo andere Therapien versagen oder nicht
erlaubt sind.

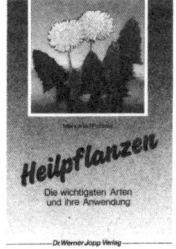

Heilpflanzen – Die wichtigsten Arten und ihre Anwendung

von Apotheker Mannfried Pahlow,
117 Seiten, 43 Zeichnungen, kartoniert, 14,8 x 21 cm, 1988
ISBN 3-926955-03-1   *DM 14,80*
Der Autor beschreibt insbesondere die Behandlung zahlreicher alltäg-
licher Krankheiten mit den verschiedenen Heilpflanzen-Tees, da diese
die natürlichste und auch einfachste Heilpflanzen-Anwendung sind.

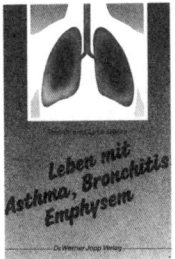

Leben mit Asthma, Bronchitis, Emphysem

von Professor Dr. med. Linus Geisler,
176 Seiten, kartoniert, 14,8 x 21 cm, 1988
ISBN 3-926955-04-X   *DM 19,80*
Dieses Buch zeigt Wege, wie jeder Atemwegskranke lernen kann, mit seiner Krankheit zu leben. Der Autor ist Vorsitzender der Deutschen Liga
zur Bekämpfung der Atemwegserkrankungen und als Internist speziali-
siert auf die Behandlung von Asthmapatienten.

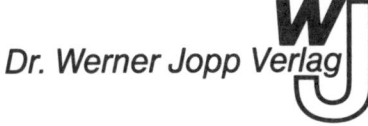

Dr. Werner Jopp Verlag | *Leibnizstr. 26 · 6200 Wiesbaden*

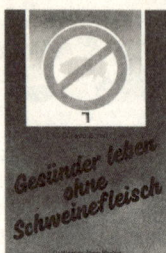

Gesünder leben ohne Schweinefleisch
von Gerhard Eckert,
103 Seiten, kartoniert, 14,8 x 21 cm, 1988
ISBN 3-926955-05-8   *DM 16,80*

Der Autor will das Verständnis für die Nachteile des Schweinefleischs wecken. Wer kein Schwein mehr ißt, lebt gesünder, bekommt weder Blinddarmentzündung noch Grippe und braucht auch Bandscheibenschäden und Rheuma nicht zu fürchten.

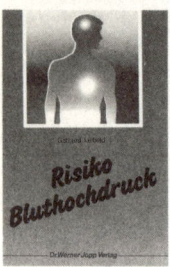

Risiko Bluthochdruck
von Gerhard Leibold,
ca. 120 Seiten, Zeichnungen, kartoniert, 14,8 x 21 cm, 1988
ISBN 3-926955-06-6   *DM 16,80*

Bluthochdruck gehört zu den häufigsten und wichtigsten Risikofaktoren für das Herz-Kreislauf-System. Der Autor schildert Ursachen, Symptome, Warnzeichen, Verlauf und Folgekrankheiten des Bluthochdrucks und zeigt Wege der Vorbeugung und Therapie.

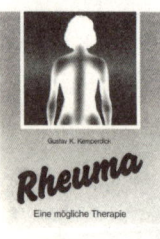

Rheuma – Eine mögliche Therapie
von Gustav K. Kemperdick,
ca. 144 Seiten, Abbildungen, kartoniert, 14,8 x 21 cm, 1988
ISBN 3-926955-07-4   *DM 19,80*

Der Leser erhält einen Einblick in den ganzheitlich-naturheilkundlichen Ansatz der Rheumabehandlung, wie sie dem heutigen Stand der Wissenschaft entspricht. Verschiedene therapeutische Verfahren, die die Eigenabwehr des Organismus stärken, werden beschrieben. Empfohlen vom „Rheuma-Hilfswerk Deutschland e. V."

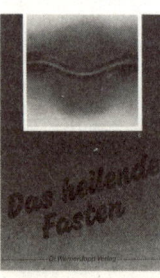

Das heilende Fasten
von Dr. med. Otto Buchinger und Dr. med. Andreas Buchinger,
ca. 128 Seiten, kartoniert, 14,8 x 21 cm, 1988
ISBN 3-926955-08-2   *DM 14,80*

Die Autoren schildern aufgrund eingehender Beobachtungen an über 100.000 Fastenpatienten in 50 Jahren, daß das Heilfasten nach Dr. Buchinger eine tiefgreifende Umstimmung im Organismus hervorruft. Dieser Ratgeber der besten Kenner des Heilfastens ist ein Muß für alle, die mit sich selbst ins REINE kommen möchten.

Dr. Werner Jopp Verlag Leibnizstr. 26 · 6200 Wiesbaden